¿Cómo incorporar a la vida diaria de forma sencilla la alimentación que aporta **SALUD, VITALIDAD Y ENERGÍA PLENA?**

Muchas personas tienen el deseo de implementar en su vida un cambio de alimentación que les proporcione salud, un cuerpo ideal, energía disponible y longevidad. No obstante, en el momento de llevar este deseo a la acción no se dispone de los conocimientos para escoger el camino adecuado y luego incorporarlo a la vida diaria de una manera sostenible.

EL PODER DEL ALIMENTO: COCINA VITAL nos enseña en unas pocas páginas a distinguir el camino correcto, nos da la información más honesta, avanzada y actual acerca de la influencia directa que cada alimento tiene sobre nuestra salud y vitalidad, para luego, de una forma visual extremadamente bella y sencilla, ofrecernos alternativas fáciles para alimentarnos en cada una de las comidas del día.

No se trata de una dieta, sino de un estilo de vida nuevo que nos lleva a la consciencia del alimento y nos enseña a comer con sabiduría, belleza y placer para conseguir, a través del alimento, una verdadera salud, la figura ideal, una energía sobresaliente y una vida larga, libre de enfermedades degenerativas.

EL PODER DEL ALIMENTO

ALIMENTO

COCINA VITAL

BORIS CHAMÁS
Y ALIWALÚ CAPARRÓS

EL PODER DEL ALIMENTO

COCINA VITAL

Alimentación con sentido y con arte para todos

Grijalbo

El material presente en este libro tiene fines meramente informativos y de ningún modo sustituye las recomendaciones y cuidados de su médico. Al igual que con otros regímenes de pérdida o control de peso, el programa nutricional descrito en este libro debe seguirse después de consultar a un médico para asegurarse de que sea apropiado para sus circunstancias individuales. Tenga en mente que las necesidades nutricionales varían de persona a persona, dependiendo de la edad, el sexo, el estado de salud y la dieta total. El autor y la editorial no se hacen responsables de cualquier efecto adverso que ocurra como consecuencia del uso o la aplicación de la información contenida en este libro.

El poder del alimento. Cocina vital
Alimentación con sentido y con arte para todos

Primera edición: abril, 2017

D. R. © 2016, Boris Chamás Bonilla y Aliwalú Caparrós

D. R. © 2017, derechos de edición mundiales en lengua castellana:
Penguin Random House Grupo Editorial, S. A. de C. V.
Blvd. Miguel de Cervantes Saavedra, núm. 301, 1er piso,
colonia Granada, delegación Miguel Hidalgo, C. P. 11520,
Ciudad de México

www.megustaleer.com.mx

D. R. ©, Francisco Miguel García, por el diseño editorial

D. R. ©, Fina LooVee, por la fotografía creativa

D. R. ©, Pepe Caparrós, por la fotografía técnica

ISBN: 978-607-315-286-0

Impreso en México – *Printed in Mexico*

El papel utilizado para la impresión de este libro ha sido fabricado a partir de madera procedente
de bosques y plantaciones gestionadas con los más altos estándares ambientales, garantizando
una explotación de los recursos sostenible con el medio ambiente y beneficiosa para las personas.

Penguin
Random House
Grupo Editorial

ÍNDICE

El poder del alimento: cocina vital

CAPÍTULO 1: LA RELACIÓN VERDADERA ENTRE ALIMENTO Y VITALIDAD

CAPÍTULO 2: *EL PODER DEL ALIMENTO. COCINA VITAL,* UNA NUEVA MANERA DE VIVIR

CAPÍTULO 3: REDISEÑA TU COCINA

CAPÍTULO 4: EL ARTE DE LA VIDA

CAPÍTULO 5: BEBIDAS VITALES

CAPITULO 6: ALIMENTOS CON MUY ALTA VITALIDAD NUTRICIONAL

CAPÍTULO 7: ALIMENTOS CON ALTA VITALIDAD NUTRICIONAL

CAPITULO 8: ALIMENTOS CON BAJA VITALIDAD NUTRICIONAL

AGRADECIMIENTOS

Agradecemos a Marcos Caparrós por su entrega y creatividad, a Luis Lazaro por su aportación sobre la nutrición simbiótica, a Pieter ter Kuile y a Goyi Baena por su paciencia y apoyo durante tantas horas dedicadas a este libro, y a Julio Torralvo Te Cocina por su generosa aportación. A Victoria Durrer Gasee, Yvonne Veen-Nuijten y Yasmina Alfonso Cocoq por su apoyo creativo con el menaje.

Muchas gracias también a todas las personas que con su esfuerzo vanguardista ponen a nuestra disposición una creciente cantidad de ingredientes ecológicos saludables en todo el planeta, y nuestra madre Tierra que nos regala con su sabiduría milenaria todo lo que necesitamos para vivir con salud y vitalidad. Quedamos en agradecimiento eterno a nuestras madres por mostrarnos el calor de la cocina y el valor del amor en cada plato.

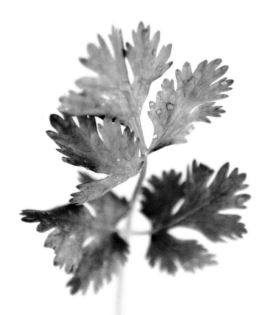

PRÓLOGO

Se sigue pensando que comer sano es caro, difícil e insípido. Este libro no sólo nos da recetas fáciles de hacer y con ingredientes que podemos encontrar en los mercados, sino que además son deliciosas y con un toque muy único, para demostrarnos que comer sano es fácil, delicioso y accesible para todos los bolsillos. *El poder del alimento. Cocina vital* nos muestra que aprender a cocinar sanamente es esencial para mantener nuestro cuerpo en óptimas condiciones, prevenir enfermedades y cuidar nuestro planeta.

Aliwalú es una mujer que contagia su entusiasmo a través de sus deliciosos platillos y la manera tan fácil de prepararlos. Ella y Boris nos invitan de una forma práctica, gráfica, sencilla y muy bien documentada a conocer lo que sucede a nivel mundial en cuestiones de salud y a entender de una forma científica y biológica lo que le sucede a nuestro cuerpo al consumir ciertos alimentos. Nos dan consejos puntuales sobre cómo preparar estos alimentos e incluso nos enseñan a rediseñar nuestra cocina y a conocer los utensilios que necesitamos para poder crear en ella un estilo de vida que sea vital.

Este libro es de mucha importancia para nuestras vidas, para los que comienzan este camino del bienestar y para todos nosotros que ya llevamos años con este estilo de vida. Nos da un recorrido con la información que debemos saber para entender la importancia de tomar mejores elecciones y para crear más vitalidad y salud en nuestras vidas.

Se dice que de 1950 al 2016 la tasa de personas saludables ha subido considerablemente gracias a la difusión de información relacionada con la salud y el bienestar, el acceso a múltiples suplementos y superalimentos de buenas fuentes y la conciencia en torno al cuidado de nuestro cuerpo que encontramos en los libros, las redes sociales y los medios de comunicación. Esta información nos ha ayudado a crear más consciencia en torno a nuestras decisiones diarias en cuanto a la nutrición, el ejercicio y las diferentes herramientas de desarrollo personal. Está comprobado que para cambiar nuestro estilo de vida es esencial entender qué es lo que sucede a nivel global con los alimentos, qué pasa a la hora de ingerirlos y tener los consejos necesarios para lograr estos cambios.

En este libro siento la pasión de los autores por regalarnos esta información sin necesidad de pasar horas investigando en diferentes fuentes que pueden ser confusas, complicadas y en muchas ocasiones con poca credibilidad. *El poder del alimento. Cocina vital* es la fuente que reúne todo lo que necesitas saber para darte la motivación de tomarte el tiempo de cocinar y de crear una vida más saludable, feliz y llena de vitalidad.

Un libro único, fácil, sencillo y divertido. ¡A cocinar!

KARINA VELASCO

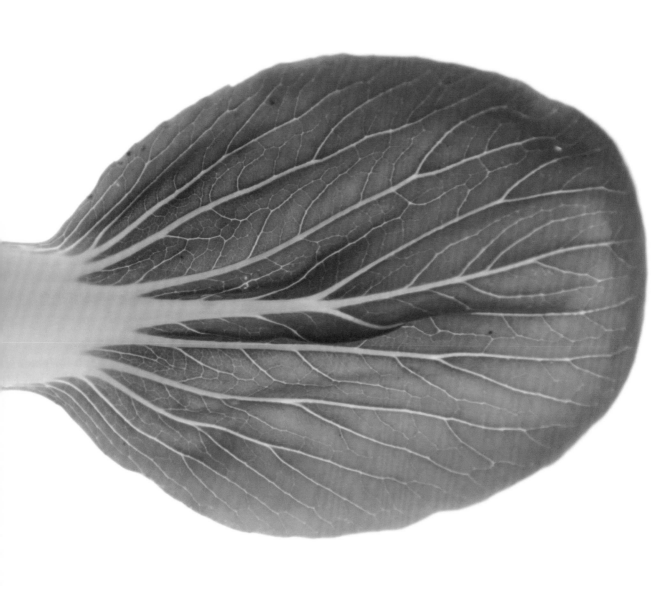

EL PODER DEL ALIMENTO
COCINA VITAL

Alimentación con
sentido y con arte
para todos

CAPÍTULO 1

LA RELACIÓN VERDADERA ENTRE ALIMENTO Y VITALIDAD

La gran mayoría de los seres humanos nace, vive y muere sin cuestionarse nunca por qué razón come lo que cada día se lleva a su boca.

Cada segundo de nuestra vida estamos en renovación celular. Millones de nuevas células se construyen de forma permanente a través de nuestro alimento y nuestra respiración.

Si le damos al organismo nutrientes de primera categoría, vamos a tener un cuerpo vital, con energía disponible siempre, con salud interna y externa. Por el contrario, si lo alimentamos con basura, sólo tendrá ese alimento perverso para construir el cuerpo. Es así de simple.

Somos lo que comemos,
porque todo lo que
llevamos a nuestra boca
afecta nuestro cuerpo,
mente y espíritu.

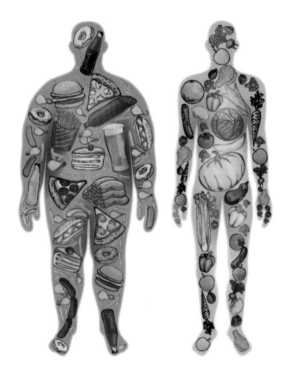

Proveer al cuerpo de comida basada principalmente en plantas integrales, en su mayoría crudas y sin excesos es el camino hacia un organismo que se renueve de manera correcta en los tiempos y calidades necesarios para que no haya enfermedades degenerativas.

Vivir una vida larga, feliz, vital y libre de enfermedades crónicas es el resultado de nuestro estilo de vida adecuado y por ello está en nuestras manos construirla.

VELOCIDAD DE RENOVACION DE NUESTRO CUERPO

Órganos	Número de días
VELLOSIDADES INTESTINALES	2
PAPILAS GUSTATIVAS	10
PIEL	28
PULMONES	42
HÍGADO	150

¿SOMOS CONSCIENTES DE LO QUE COMEMOS?

¿Cuando usted lleva un trozo de filete a su boca, sabe las consecuencias que ese acto tiene para su cuerpo y las que su producción en fábricas de animales tiene para la salud del planeta y para el sufrimiento animal?

LA NATURALEZA DEL PROBLEMA
=
HABERNOS ALEJADO DE LA NATURALEZA

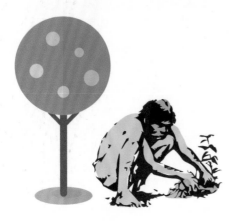

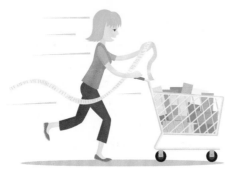

La respuesta más probable es que usted no conozca lo que sucede antes de que ese trozo de filete llegue a su plato, y que también desconozca lo que esa carne va indefectiblemente a producir en su cuerpo. Un gran número de niños contemporáneos no han tenido jamás contacto con una vaca o una gallina, no saben si las manzanas crecen en árboles o bajo tierra. Hemos perdido el contacto con la naturaleza del alimento.

Nos hemos apartado tanto de nuestra naturaleza que estamos causando una pandemia de enfermedad sin precedentes.

La gran mayoría de los alimentos que encontramos hoy en un supermercado son fruto de una industria que transforma el alimento vital mediante brutales procesos, lo que lo convierte en una comida muerta y sin nutrientes.

La industrialización es, sin lugar a dudas, la mayor responsable de que hoy comamos productos que nada tienen que ver con los que la naturaleza ha creado para nuestra correcta nutrición.

CONSUMO DE CALORÍAS POR DÍA

▨ CALORÍAS   ▨ %

	1961		2011		VARIACIÓN	
EN MÉXICO						
CALORÍAS TOTALES	2298	100	3021	100	723	31
GRANOS	1311	57	1302	43	-9	-1
VEGETALES Y FRUTAS	94	4	168	6	74	79
LECHE Y HUEVOS	126	5	283	9	157	125
CARNE	156	7	329	11	173	111
AZÚCAR Y GRASAS	405	18	772	26	07	76
OTROS	206	9	167	6	-39	-19
EN ESPAÑA						
CALORÍAS TOTALES	2634	100	3187	100	21	0
GRANOS	1059	40	679	21	-36	-48
VEGETALES Y FRUTAS	415	16	291	9	-30	-44
LECHE Y HUEVOS	213	8	369	12	73	50
CARNE	142	5	463	15	226	200
AZÚCAR Y GRASAS	532	20	1087	34	104	70
OTROS	273	10	298	9	9	-10
EN CHINA						
CALORÍAS TOTALES	1415	100	3073	100	1658	117
GRANOS	800	57	1451	47	651	81
VEGETALES Y FRUTAS	362	26	471	15	109	30
LECHE Y HUEVOS	18	1	170	6	152	844
CARNE	33	2	509	17	476	1442
AZÚCAR Y GRASAS	90	6	338	11	248	276
OTROS	112	8	134	4	22	20

TABLA 1. Fuente: *National Geographic*.

Los países del hemisferio occidental llevamos una dieta basada en el consumo de animales, huevos y productos lácteos. Estamos literalmente adoctrinados a comer la carne de muchos animales y beber la leche que las vacas producen para alimentar a sus crías, no para alimentar a los seres humanos.

Para consumo humano en el mundo se matan 70 000 millones de animales cada año. 25 000 millones de animales terrestres y 45 000 millones de seres marinos.

Nunca antes en la historia el hombre ha consumido una cantidad tan brutal de animales y nunca antes ha bebido tanta leche como ahora. Es toda una odisea encontrar una comida que no contenga leche o queso. El consumo mundial de carne ha aumentado 106% en cuarenta años y el panorama es desolador cuando vemos que en países como China ha crecido 1442% en el mismo lapso de tiempo. Entre todas las similitudes que tenemos con los herbívoros, destaca la presencia en nuestra saliva

¿Estamos fisiológicamente diseñados para consumir estos alimentos ?

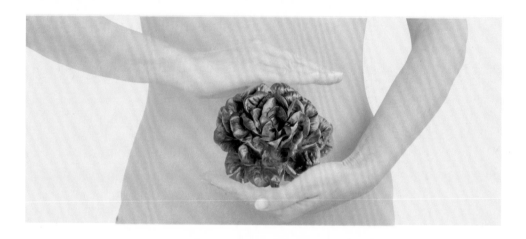

Nuestra anatomía es la de un animal vegetariano, tal como es la de los chimpancés con quienes compartimos una conformación genética casi idéntica.

de la enzima amilasa, necesaria para digerir carbohidratos y por tanto única de los herbívoros. Son también contundentes las muchas y grandes diferencias contra los carnívoros en nuestra fisiología (véase la tabla 2). Si reflexionamos, los seres humanos también carecemos del instinto para matar animales. ¿Saldrías tú a perseguir un animal y matarlo con tus manos?

Aparte de las disertaciones fisiológicas, hoy está claro que la ciencia disponible nos muestra, sin lugar a dudas, que la carne y los productos animales, en las absurdas cantidades y en las condiciones en que se consumen hoy, generan graves enfermedades y empeoran la calidad de vida del ser humano.

NUESTRA FISIOLOGÍA INDICA QUE SOMOS POR HERVÍBOROS NATURALEZA

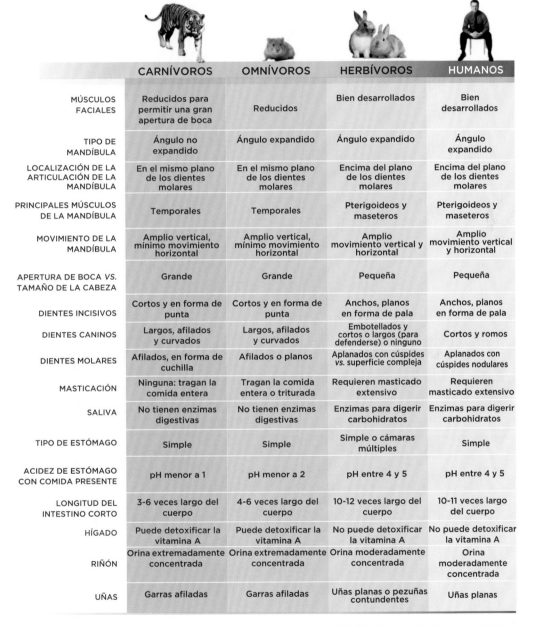

	CARNÍVOROS	OMNÍVOROS	HERBÍVOROS	HUMANOS
MÚSCULOS FACIALES	Reducidos para permitir una gran apertura de boca	Reducidos	Bien desarrollados	Bien desarrollados
TIPO DE MANDÍBULA	Ángulo no expandido	Ángulo expandido	Ángulo expandido	Ángulo expandido
LOCALIZACIÓN DE LA ARTICULACIÓN DE LA MANDÍBULA	En el mismo plano de los dientes molares	En el mismo plano de los dientes molares	Encima del plano de los dientes molares	Encima del plano de los dientes molares
PRINCIPALES MÚSCULOS DE LA MANDÍBULA	Temporales	Temporales	Pterigoideos y maseteros	Pterigoideos y maseteros
MOVIMIENTO DE LA MANDÍBULA	Amplio vertical, mínimo movimiento horizontal	Amplio vertical, mínimo movimiento horizontal	Amplio movimiento vertical y horizontal	Amplio movimiento vertical y horizontal
APERTURA DE BOCA *VS.* TAMAÑO DE LA CABEZA	Grande	Grande	Pequeña	Pequeña
DIENTES INCISIVOS	Cortos y en forma de punta	Cortos y en forma de punta	Anchos, planos en forma de pala	Anchos, planos en forma de pala
DIENTES CANINOS	Largos, afilados y curvados	Largos, afilados y curvados	Embotellados y cortos o largos (para defenderse) o ninguno	Cortos y romos
DIENTES MOLARES	Afilados, en forma de cuchilla	Afilados o planos	Aplanados con cúspides *vs.* superficie compleja	Aplanados con cúspides nodulares
MASTICACIÓN	Ninguna: tragan la comida entera	Tragan la comida entera o triturada	Requieren masticado extensivo	Requieren masticado extensivo
SALIVA	No tienen enzimas digestivas	No tienen enzimas digestivas	Enzimas para digerir carbohidratos	Enzimas para digerir carbohidratos
TIPO DE ESTÓMAGO	Simple	Simple	Simple o cámaras múltiples	Simple
ACIDEZ DE ESTÓMAGO CON COMIDA PRESENTE	pH menor a 1	pH menor a 2	pH entre 4 y 5	pH entre 4 y 5
LONGITUD DEL INTESTINO CORTO	3-6 veces largo del cuerpo	4-6 veces largo del cuerpo	10-12 veces largo del cuerpo	10-11 veces largo del cuerpo
HÍGADO	Puede detoxificar la vitamina A	Puede detoxificar la vitamina A	No puede detoxificar la vitamina A	No puede detoxificar la vitamina A
RIÑÓN	Orina extremadamente concentrada	Orina extremadamente concentrada	Orina moderadamente concentrada	Orina moderadamente concentrada
UÑAS	Garras afiladas	Garras afiladas	Uñas planas o pezuñas contundentes	Uñas planas

TABLA 2. Fuente: Milton R. Mills, *The Comparative Anatomy of Eating.*

¿CUÁLES SON LAS CONSECUENCIAS PARA SU SALUD?

La Organización Mundial de la Salud (OMS) lanzó en noviembre de 2015 una alerta mundial sobre la carne procesada como inductora del cáncer. La relación entre el consumo de animales y las enfermedades está dejando ya de ser un secreto, a pesar de los poderosos intereses que existen en contra de su divulgación.

Las conclusiones de *El estudio de China*[1] y muchas otras investigaciones de trascendencia, entre las que cabe mencionar el Harvard Nurse Study[2] (que se describen a detalle en el libro *El poder del alimento* al respecto del consumo de carne y leche son contundentes: **el consumo de proteína animal aumenta significativamente el riesgo de contraer cáncer, enfermedades del corazón y todos los demás padecimientos degenerativos**. Las diferencias de salud entre las poblaciones vegetarianas y las omnívoras son dramáticas. Los sitios del planeta donde se vive más y con mejor salud son lugares donde la dieta basada en vegetales predomina.

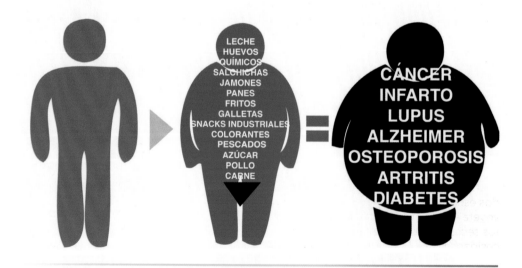

LECHE
HUEVOS
QUÍMICOS
SALCHICHAS
JAMONES
PANES
FRITOS
GALLETAS
SNACKS INDUSTRIALES
COLORANTES
PESCADOS
AZÚCAR
POLLO
CARNE

CÁNCER
INFARTO
LUPUS
ALZHEIMER
OSTEOPOROSIS
ARTRITIS
DIABETES

GRÁFICA 1. **ALIMENTO *VS.* ENFERMEDAD**

[1] T. Collin Campbell y Thomas M. Campbell II, *El estudio de China. El estudio más completo jamás realizado sobre nutrición.* Editorial Sirio, Málaga, 2012.
[2] Frank Speizer, *et. al.*, Nurses' Health Study I, II, III, Harvard Medical School.

¿DÓNDE ESTÁ LA PROTEÍNA SI NO CONSUMO ANIMALES?

No hay un mito más arraigado que el de las proteínas. Madres, padres, abuelos, médicos e incontables publicaciones hablan de la importancia de comer proteína: "Come carne y toma mucha leche para que puedas crecer sano y fuerte" es una frase que escuchamos de forma constante.

Nada más lejano de la verdad. Es cierto que necesitamos proteína en nuestras dietas, pero las plantas tienen proteína más que suficiente para nuestras necesidades. No requerimos comer animales ni productos lácteos.

Mucho menos necesitamos comer las absurdas cantidades de proteína diaria que se consumen hoy, en algunos casos hasta 40% de las calorías cuando consumiendo entre 8 y 10% tendríamos proteína de sobra.

Todos los animales sobre la faz de la tierra y de los mares, sin excepción, obtienen sus proteínas de las fuentes vegetales, que son las únicas capaces de transformar la energía del sol en alimento.

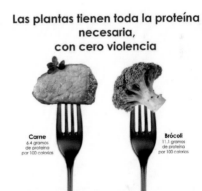

Las plantas tienen toda la proteína necesaria, con cero violencia

Carne
6.4 gramos
de proteína
por 100 calorías

Brócoli
11.1 gramos
de proteína
por 100 calorías

Cualquier combinación adecuada de alimentos integrales proporcionará todas las proteínas necesarias, incluyendo los ocho aminoácidos esenciales. Con una buena combinación de vegetales, cereales integrales, legumbres y frutos secos, la dieta será rica en proteínas, sin necesidad de fuentes animales. Si cambiamos las proporciones de alimentación nos habremos librado de la carga de enfermedades degenerativas consecuencia de este absurdo, inconsciente y en muchas ocasiones irresponsable consumo de animales.

COMBINACIÓN ADECUADA DE ALIMENTOS

100% NECESIDADES DE PROTEÍNAS Y AMINOÁCIDOS ESENCIALES

LA CADENA DE SUFRIMIENTO INICIA EN LOS ANIMALES Y TERMINA EN LOS HUMANOS

La brutal explotación animal pasa desapercibida. La escalofriante manera como se crían animales enjaulados de por vida, la salvaje sobrepesca, la deforestación del Amazonas para alimentar y criar animales pasan factura directa a los animales y a los humanos que enferman al comerlos, todo ello con la resultante destrucción del planeta. Baste recordar que segun el World Watch Institute, 51% de las emisiones de gases de efecto invernadero del mundo las genera la crianza de animales para carne y leche.

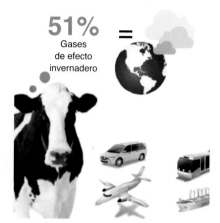

51%
Gases de efecto invernadero =

No hay nada que contribuya más al calentamiento global y a la destrucción de las fuentes de agua que esta cruel actividad.

CAUSAS DE MUERTE EN EL MUNDO ACTUAL

Las estadísticas de la OMS acerca de las causas de muerte en el planeta durante el año 2012 nos evidencian lo que está sucediendo respecto del estilo de vida y la salud. Mientras que la primera causa de muerte para los países de bajos ingresos son las enfermedades infecciosas del sistema respiratorio, seguidas por el sida y en tercer lugar por enfermedades diarreicas, en los países de ingresos altos y medios las causas son completamente diferentes: en primer lugar las enfermedades cardiovasculares, seguidas de los infartos y el cáncer de vías respiratorias (pulmón, tráquea y bronquios). **VÉASE LA TABLA 3.**

En los países pobre se muere mayoritariamente de enfermedades infecciosas y en los países ricos se muere, quién lo dijera, a causa de enfermedades degenerativas causadas por nuestro propio comportamiento.

Los pobres están muriendo por su incapacidad de controlar infecciones, en buena parte porque viven en condiciones insalubres, sin agua potable y sin higiene.

LAS 10 CAUSAS PRINCIPALES DE DEFUNCIÓN EN LOS PAÍSES DE INGRESO ALTO (2012)

Causa	Valor
CARDIOPATÍA	158
ACCIDENTE CEREBROVASCULAR	95
CÁNCERES DE TRÁQUEA, BRONQUIOS Y PULMÓN	49
ALZHEIMER Y OTRAS DEMENCIAS	42
ENFERMEDAD PULMONAR DESTRUCTIVA CRÓNICA (EPOC)	31
INFECCIONES RESPIRATORIAS	31
CÁNCERES DE COLON Y RECTO	27
DIABETES *MELLITUS*	20
CARDIOPATÍA HIPERTENSIVA	20
CÁNCER DE MAMA	16

LAS 10 CAUSAS PRINCIPALES DE DEFUNCIÓN EN LOS PAÍSES DE INGRESO BAJO (2012)

Causa	Valor
INFECCIONES RESPIRATORIAS INFERIORES	91
VIH/SIDA	65
ENFERMEDADES DIARREICAS	53
ACCIDENTE CEREBROVASCULAR	52
CARDIOPATÍA ISQUÉMICA	39
MALARIA	35
PREMATURIDAD	33
TUBERCULOSIS	31
ASFIXIA Y TRAUMA AL NACER	29
DESNUTRICIÓN	27

TABLA 3. Fuente: Organización Mundial de la Salud (OMS).

En los países ricos donde, habiendo superado los problemas infecciosos con agua potable y condiciones higiénicas excepcionales, la enfermedad no llega por un agente externo contagioso, ahora se crea de forma prematura con un estilo de vida que se ha alejado de la naturaleza del ser humano. Un comportamiento autodestructivo.

Las enfermedades del corazón mataron en el 2012 a 17.5 millones de personas en el planeta, esto es: tres de cada diez muertes se originaron por fallas cardiovasculares. Respecto de las estadísticas del año 2000, estas fallas causaron 2.6 millones de muertes adicionales.

Podríamos decir que cada año se suman cerca de 210 000 personas más a la lista de muerte prematura sólo por enfermedades cardiovasculares. Pero no son sólo las causas atribuidas al corazón las que crecen sin parar; diabetes, osteoporosis, artritis, Alzheimer, lupus y una larga lista de enfermedades en las que el cuerpo se autoataca y se deteriora también van en continuo crecimiento en la medida en que la alimentación basura se expande por el planeta.

Los homicidios en el mundo causan alrededor de 0.8% de las defunciones; por otro lado, las muertes prematuras relacionadas con la dieta llegan hasta 68% del total. Sin embargo, la atención de los medios de comunicación y de los gobiernos a este problema de magnitud incomparable es en la práctica inexistente.

68% de las defunciones en el mundo durante el año 2012 ocurrieron por causas atribuibles a enfermedades degenerativas no contagiosas.

No se habla de lo que causa la muerte a 68% de la población y, sin embargo, un homicidio sí ocupa la primera plana en los medios y está en boca de los políticos.

En la siguiente tabla se encuentran las principales causas de muerte en algunos países.

PRINCIPALES CAUSAS DE MUERTE	ESTADOS UNIDOS	ESPAÑA	COLOMBIA	MÉXICO
ENFERMEDADES CARDIOVASCULARES	30.24	31.16	24.74	23.97
CÁNCER	25.89	28.06	16.71	13.11
ENFERMEDADES RESPIRATORIAS	6.29	10.53	5.28	4.78
ALZHEIMER/DEMENCIA	8.3	6.36	0.68	0.55
CÁNCER DE PULMÓN	6.29	3.83	2.43	1.53
DIABETES *MELLITUS*	3.62	2.56	4,13	15.02
VIH/SIDA	0.56	0.45	1	1.07
ENFERMEDADES DEL HÍGADO	1.44	1.67	1.16	5.92
HIPERTENSIÓN	2.99	2.55	2.89	3.73
NEUMONÍA	2.77	1.97	4.14	3.45
INSUFICIENCIA RENAL	2.45	1.64	1.8	2.84
ACCIDENTES DE TRÁFICO	2.17	0.61	4.41	2.87
SUICIDIO	1.7	0.82	1.52	1
FACTORES DE RIESGO PARA LA SALUD				
LITROS DE ALCOHOL	9.6	12.5	7.8	9.6
PORCENTAJE DE FUMADORES	26.3	33.65	21.5	33
PORCENTAJE DE OBESIDAD	45.5	22.8	28.7	2.4
ESPERANZA DE VIDA	78.2	81.1	74.3	82.2

TABLA 4. Fuentes: World Life Expectancy; España: Instituto Nacional de Estadística.

No obstante, la triste realidad es que detrás de esta pandemia de obesidad, enfermedad y muerte hay toda una cadena de intereses. A nadie le interesa que los seres humanos vivan con salud y longevidad; por el contrario, los negocios de procesamiento de alimentos, de medicinas y de químicos son de proporciones multimillonarias y sus intereses suelen ir en otra dirección. Para colmo, los anunciantes en los medios vienen de forma mayoritaria de estas industrias.

Los animales se guían solamente por su instinto para elegir su alimento, no hacen más que escuchar su sabiduría interior. Los humanos de hoy estamos impregnados de publicidad tendenciosa que nos dice lo que es o no bueno para nosotros.

Según la doctrina de la publicidad, sólo sus alimentos son los que nos producen bienestar, pero lo paradójico es que ninguna comida anunciada en la televisión sea un alimento saludable.

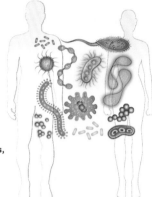

Pésima alimentación Altos contenidos de azúcar, animales, lácteos, refrescos y comida industrial altamente procesada.

Tóxinas ambientales: Cloro, flúor en agua y cremas dentales, champú con lauril sulfato de sodio, uso extensivo de químicos en jabones, desodorantes antitranspirantes y polución medioambiental en agua, tierra y aire.

Emociones negativas, estrés y preocupaciones mal manejadas que agotan, quitan el sueño y mantienen el cuerpo en constante estado de emergencia.

Contaminación electromagnética: Teléfonos móviles, computadoras, tabletas, mandos, redes inalámbricas y todo tipo de aparatos electrónicos. Uso extensivo de hornos microondas.

PRINCIPALES FUENTES DE ENFERMEDAD EN EL MUNDO MODERNO

A la industria de la salud no le interesa el alimento, y a la industria del alimento no le interesa la salud.

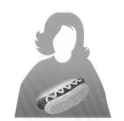

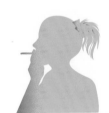

DIETA INAPROPIADA   **CONSUMO DE TABACO**   **FALTA DE ACTIVIDAD FÍSICA**

COMPORTAMIENTOS QUE MÁS MUERTES PREMATURAS PRODUCEN EN EL MUNDO

¿CUÁLES SON ENTONCES LOS ALIMENTOS QUE MÁS PERJUDICAN NUESTRA SALUD?

En el libro *El poder del alimento* se explican, con lujo de detalles y todo el soporte científico disponible, las razones por las cuales los alimentos enunciados a continuación perjudican nuestra salud. Repasamos aquí de forma breve cada uno de los grupos que deberíamos reducir o eliminar de nuestra mesa.

PRODUCTOS LÁCTEOS

Nos han vendido la idea de que un niño sin leche no crecerá y de que si no bebemos leche no tendremos calcio y nuestros huesos se romperán.

¿Te has detenido alguna vez a pensar que los seres humanos somos el único mamífero, sobre la Tierra que bebe leche después de su destete y, por si fuera poco, se bebe la leche de una especie diferente a la suya?

Los productos lácteos son, sin lugar a dudas, los más sobrevalorados en toda la cadena de alimentación actual.

Enfermedades que atacan a la población occidental relacionadas con el consumo de lácteos:

Cáncer. *El estudio de China*, del doctor T. Collin Campbell y su equipo compuesto por las prestigiosas universidades Oxford, Cornell y China, llega a conclusiones contundentes: "No debe haber duda: la proteína de la leche de vaca es un excepcionalmente potente promotor del cáncer" y agregan: **"La proteína de la leche es quizá la sustancia cancerígena más peligrosa a la que estamos expuestos los seres humanos".***

El país con menores tasas de cáncer y enfermedades del corazón, con sólo 4%, es Laos, donde no se consume ningún producto lácteo. Similar situación se da en la China rural, mientras que en los países occidentales con mayor consumo de lácteos las muertes por cáncer y enfermedades del corazón llegan hasta 80%; esto es, hasta 20 veces más que en Laos. (Véase la tabla 11, página 56.)

Osteoporosis. La leche se anuncia como la panacea para prevenir la osteoporosis, no obstante que las investigaciones clínicas serias muestran lo contrario. El Harvard Nurses' Health Study, que ha estudiado durante años los hábitos alimenticios y la salud de miles de enfermeras, demostró que no existe ningún factor protector contra las fracturas de cadera (uno de los problemas más delicados de la osteoporosis) al incrementar el consumo de leche. Por el contrario, el aumento de calcio proveniente de los productos lácteos fue asociado a un mayor riesgo de fracturas.

Enfermedades cardiovasculares. Los productos lácteos, incluidos el queso, los helados, la mantequilla, la leche y los yogures, aportan cantidades significativas de grasa saturada a la dieta, y está comprobado que las dietas altas en grasas saturadas incrementan el riesgo de enfermedades crónicas y en particular de las enfermedades del corazón.

* T. C. Campbell y T. M. Campbell, *El estudio de China*, Editorial Sirio, Málaga, 2012.

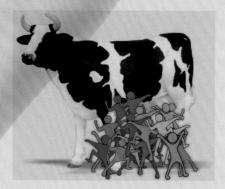

La ciencia hoy dispone de multitud de estudios serios acerca de la nefasta influencia del consumo de lácteos en la salud humana, que sin embargo no son divulgados como debiera y se quedan ocultos entre la gran red de intereses comerciales vigente.

Diabetes. La diabetes insulinodependiente (tipo I) está asociada cada vez más al consumo de productos derivados de la leche.

INTOLERANCIA A LA LACTOSA

La intolerancia al azúcar de la leche (lactosa) es muy común en el mundo. Cerca de 75% de la población mundial es intolerante, y destacan las etnias asiáticas con 95%. En estas personas el organismo produce poca o ninguna cantidad de la enzima lactasa, sin la cual es imposible metabolizar la lactosa (la proteína de la leche). Los síntomas de la intolerancia incluyen molestias gastrointestinales, diarrea y flatulencia.

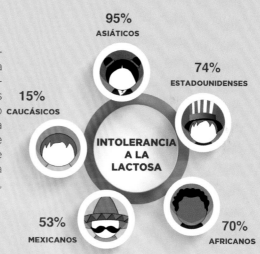

95% ASIÁTICOS

74% ESTADOUNIDENSES

15% CAUCÁSICOS

INTOLERANCIA A LA LACTOSA

53% MEXICANOS

70% AFRICANOS

ANTIBIÓTICOS

Las vacas son el primer consumidor mundial de antibióticos, pues viven enfermando por las espantosas condiciones en que viven.

MUCOSIDADES. Hay numerosos estudios sobre la incidencia del consumo de lácteos en la generación de mucosidades, y entre ellos destacan los llevados a cabo por los doctores Frank Oski y Michael Klaper, autores del libro *Don´t drink your milk*. Una reacción común a la invasión de proteína de leche de vaca de nuestro sistema inmunológico es la salida de moco por las membranas de la nariz y la garganta. El flujo constante de moco puede provocar congestión nasal, dolor de garganta, sinusitis, bronquitis e infecciones en el oído. Así mismo, estas mucosidades son caldo de cultivo para virus e infecciones de todo tipo que encuentran allí su alojamiento ideal.

ENZIMAS. Las preciadas enzimas, sin las cuales la vida no se puede sostener, se destruyen durante la pasteurización, y el proceso de homogenización convierte la grasa de la leche en una sustancia grasosa oxidada con su destructiva carga de radicales libres.

Las nanopartículas de la leche homogeneizada pueden traspasar las barreras digestivas sin haber sido digeridas y llegar a la sangre creando múltiples problemas de toxicidad.

El renombrado doctor y autor japonés Hiromi Shinya afirma: **"En cierto sentido, la leche es el peor tipo de alimento, la verdad es que no hay un alimento más difícil de digerir que la leche"**.

CONTAMINANTES. Hormonas sintéticas como la hormona del crecimiento bovino (RBGH) son utilizadas en las vacas para incrementar la producción de leche.

PUS. Bajo norma de la Administarción de Alimento y Medicamentos de Estados Unidos (FDA), un vaso de leche puede contener legalmente hasta 135 millones de células de pus (células muertas).

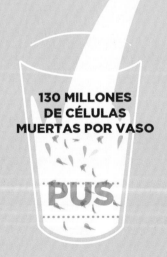

130 MILLONES DE CÉLULAS MUERTAS POR VASO

Puedes dudar sobre toda esta información, pero la mejor forma de corroborar la verdad sobre un alimento tan polémico como la leche es que experimentes en tu propio cuerpo dejando los productos lácteos durante unas tres o cuatro semanas. Sentirás sin lugar a dudas sus múltiples efectos positivos.

Deja que tu cuerpo sea el juez.

EL AZÚCAR

El azúcar, en todas sus formas, nos ha invadido: un adulto consume treinta cucharaditas de azúcar al día, en promedio.

El azúcar es uno de los inventos de la industrialización alimentaria que más deteriora la salud de los seres humanos.

El azúcar blanca es sacarosa refinada o azúcar simple, producida mediante múltiples procesos químicos a partir del jugo de caña, maíz o betabel, en un proceso que elimina toda la fibra, las proteínas y los minerales que componen cerca de 90% de la planta, dejando un producto desnaturalizado, lleno de calorías vacías y sin apenas valor nutricional, con 99% de sacarosa pura. No le quedan vitaminas, minerales, oligoelementos, fibra, agua, proteínas, grasa ni nutriente alguno diferente a la pura sacarosa, que es el azúcar de nuestra sangre. Por eso se dice que el azúcar sólo proporciona calorías vacías, sin más.

GRASA Y COLESTEROL

Nuestro cuerpo digiere y absorbe rápidamente estas fuentes concentradas de azúcares y de inmediato las convierte en ácidos grasos saturados y colesterol que se van acumulando bajo nuestra piel, en el hígado, las arterias y otros órganos.

DEGENERACIÓN POR GRASA

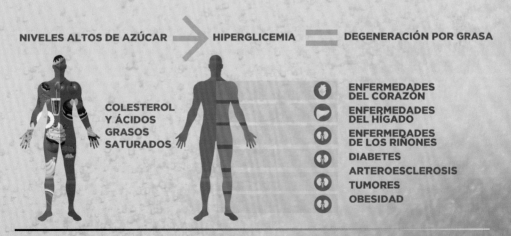

GRÁFICA 2. **DEPÓSITOS DE GRASA Y COLESTEROL PRODUCIDOS POR EL AZÚCAR Y SUS EFECTOS.**

HIPERGLICEMIA

Una vez absorbidos por la sangre, estos azúcares elevan la glucosa a niveles muy altos, condición conocida como hiperglicemia, uno de los síntomas de la diabetes.

Cuando el páncreas detecta estos elevados niveles de glucosa, empieza a producir insulina para bajarlos, ya que son un peligro para la vida. Pero esta alta producción de insulina no puede ser detenida de inmediato y entonces se crea, por acción de la insulina, una súbita caída del azúcar en sangre llamada hipoglicemia, cuyos síntomas son debilidad, depresión, pereza, insomnio, agresividad y pérdida de la conciencia.

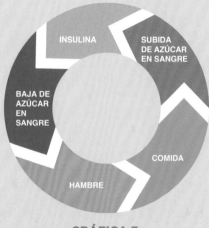

GRÁFICA 3.
COMPORTAMIENTO DEL AZÚCAR EN LA SANGRE

AUMENTO DEL APETITO

Asimismo, cuando los niveles de azúcar en la sangre están bajos por acción de la insulina, se activa el apetito para, con una nueva comida, inyectar una vez más azúcar al cuerpo, entrando así en un gravísimo círculo vicioso que genera obesidad y diabetes.

SOBRECARGA DEL PÁNCREAS Y LAS GLÁNDULAS SUPRARRENALES

Una dieta rica en azúcares pondrá al páncreas y a las glándulas suprarrenales en un continuo sube y baja, sobrecargando absurdamente su funcionamiento.

FUENTE DE ESTRÉS

El azúcar incrementa la producción de adrenalina hasta cuatro veces, poniendo al cuerpo en un estado de emergencia permanente, con un estrés innecesario.

DIABETES

En cada vez más casos, esta sobrecarga del páncreas resulta en diabetes, con las fatales consecuencias que esta enfermedad trae.

INHIBE EL SISTEMA INMUNOLÓGICO

El azúcar inhibe, también, el funcionamiento del sistema inmunológico y por tanto incrementa los problemas derivados de un sistema de defensa débil, desde las simples gripes hasta los crecientes y cada vez más complejos problemas por alergias, infecciones, sida y virus de todo tipo.

ROBA VITAMINAS Y MINERALES DE HUESOS, TEJIDOS Y DIENTES

Otro aspecto grave del consumo de azúcar es la forma como se roba las reservas de vitaminas y minerales del cuerpo. Al no poseer los minerales y vitaminas requeridos para ser metabolizado, el cuerpo debe tomar esos minerales y vitaminas de huesos, tejidos y dientes.

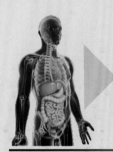

VITAMINAS B, C Y D
CALCIO, FÓSFORO
HIERRO, SELENIO
ZINC, CROMO,
VANADIO, BORO
BISMUTO Y OTROS
MINERALES CLAVES

EL CUERPO NO PUEDE REALIZAR
ALGUNAS FUNCIONES:

-NO METABOLIZA LAS GRASAS NI EL COLESTEROL
-NO CONVIERTE EL COLESTEROL EN BILIS
 PARA SER REMOVIDO, A TRAVÉS DE LAS HECES
-NO QUEMA EL EXCESO DE GRASA COMO CALOR
-NO SOPORTA UNA ACTIVIDAD FÍSICA MAYOR

GRÁFICA 4. **EFECTOS DEL AZÚCAR SOBRE LOS MINERALES Y SUS FUNCIONES**

ACIDIFICANTE EXTREMO

Como si todo lo anterior fuera poco, el azúcar es uno de los mayores acidificantes del cuerpo. Al consumir azúcar, en cualquiera de sus formas, se acidifica el cuerpo.

IRRITACIÓN DE MUCOSAS

El azúcar causa irritación, debilita las membranas mucosas y produce enfermedades inflamatorias del aparato respiratorio y digestivo.

ALZHEIMER

El azúcar está asociado también con problemas de demencia, siendo la enfermedad más común de esta categoría el Alzheimer.

EDULCORANTES ARTIFICIALES

También llamados sustitutos del azúcar, son sustancias que se usan en lugar de la sacarosa o azúcar de mesa. Algunos de los más comunes son aspartame, sacarina, sucralosa, acesulfame K y neotame.

Según varios estudios publicados, en particular por la doctora Anne-Marie Colbin, experta y líder mundial en el área de la salud natural, se debe tener especial cuidado con el aspartame (véase la gráfica 5), ya que contiene fenilanilina (50%), ácido aspártico (40%) y metanol (10%), tres reconocidos neurotóxicos. Cada bebida dietética incluye, en casi todos los casos, estos tres tóxicos que afectan directamente al cerebro.

Aspartame

El doctor Russell L. Blaylock, profesor de neurocirugía de la Medical University of Mississippi, ha publicado un libro con más de quinientas referencias científicas que detallan el daño provocado por la ingesta excesiva del ácido aspártico del aspartame. **Se muestra cómo sus aminoácidos excitan las neuronas del cerebro, destruyéndolas, sin que haya síntoma alguno de su destrucción hasta que más de 75% de ellas han muerto.**

El aspartame (**E951** en la numeración de aditivos alimentarios) genera la mayor cantidad de reportes adversos de la FDA, siendo una sustancia altamente nociva. Tanto ésta como el glutamato monosódico (véase la página 49), deben ser evitadas por completo, pues son causa de muy distintas y graves enfermedades, e incluso la muerte.

ACIDO ASPÁRTICO 40%

ACIDO FÓRMICO

CEGUERA
DAÑO RENAL
ALERGIAS EN LA PIEL

FENILANILINA 50%

METANOL 10%

FORMALDEHÍDO

CÁNCER DE GARGANTA
CÁNCER DE NARIZ
LEUCEMIA
CONVULSIONES
NÁUSEAS
VÉRTIGO
DIARREA

3 NEUROTÓXICOS QUE AFECTAN AL CEREBRO

GRÁFICA 5. **COMPOSICIÓN Y EFECTOS DEL ASPARTAME**

¿Por qué engordamos con los edulcorantes artificiales?

Según confirma el doctor Mark Hyman, un destacado experto mundial en nutrición, con base en el estudio publicado en el Journal of Behavioral Neuroscience, los edulcorantes artificiales causan obesidad, pues incrementan el apetito y por tanto se come más.

Esta investigación cambia el punto de vista, tan extendido, respecto de que tomar bebidas o alimentos endulzados artificialmente ayuda a bajar peso. **En realidad no son productos de dieta, sino productos que engordan.**

No todas las calorías son iguales. Es algo que en la ciencia nutricional es cada vez más evidente. De forma paradójica, los edulcorantes que prometen no engordar causan justo lo contrario.

Para los casos de personas sin enfermedades degenerativas o autoinmunes, los endulzantes se pueden sustituir, con la debida moderación, por el xilitol (endulzante natural de bajo poder calórico) o la estevia en hojas (nunca en polvo blanco, que ha sido refinado y adicionado con químicos nocivos).

Recuerda que el mejor endulzante es **NINGUNO**.

Aprender a disfrutar de nuevo de un jugo de fruta en su sabor natural, a beber una infusión o un té con su verdadero sabor, sin adicionarle cucharadas de azúcar. Recuperar los sabores naturales es sencillo y se disfruta más al descubrir sensaciones y sabores que el azúcar esconde.

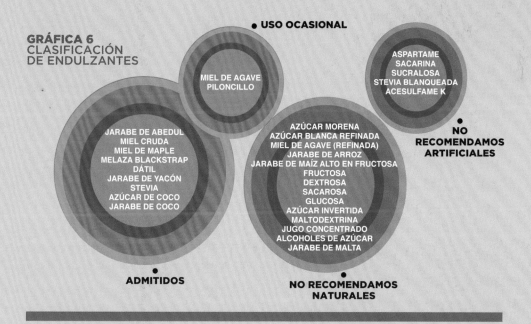

**GRÁFICA 6
CLASIFICACIÓN
DE ENDULZANTES**

● USO OCASIONAL

MIEL DE AGAVE
PILONCILLO

ASPARTAME
SACARINA
SUCRALOSA
STEVIA BLANQUEADA
ACESULFAME K

● NO
RECOMENDAMOS
ARTIFICIALES

JARABE DE ABEDUL
MIEL CRUDA
MIEL DE MAPLE
MELAZA BLACKSTRAP
DÁTIL
JARABE DE YACÓN
STEVIA
AZÚCAR DE COCO
JARABE DE COCO

AZÚCAR MORENA
AZÚCAR BLANCA REFINADA
MIEL DE AGAVE (REFINADA)
JARABE DE ARROZ
JARABE DE MAÍZ ALTO EN FRUCTOSA
FRUCTOSA
DEXTROSA
SACAROSA
GLUCOSA
AZÚCAR INVERTIDA
MALTODEXTRINA
JUGO CONCENTRADO
ALCOHOLES DE AZÚCAR
JARABE DE MALTA

ADMITIDOS

**NO RECOMENDAMOS
NATURALES**

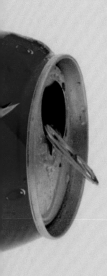

BEBIDAS GASEOSAS

Sin lugar a dudas son uno de los mayores causantes de problemas de salud en el mundo actual, y se han apoderado de la ingesta de líquidos de familias enteras que no beben otra cosa. El agua, elemento vital para nuestro correcto funcionamiento fisiológico se ha reemplazado por estos concentrados de azúcar, edulcorantes artificiales, colorantes y sustancias químicas adictivas.

Una lata de 335 ml de gaseosa contiene, en promedio, 39 gramos de azúcar, equivalente a 10 cubos de azúcar refinada. Es importante saber que las famosas gaseosas dietéticas llevan los perniciosos edulcorantes químicos en lugar del azúcar. Por supuesto, tampoco son una alternativa saludable.

Recuerden también que en estas bebidas no hay ningún aporte nutricional valioso, sino todo lo contrario. Por ello su publicidad se centra en elementos exteriores a la bebida tales como estilo de vida o la felicidad. ¿No es absurdo que un supuesto alimento tenga que recurrir a factores externos para anunciar sus beneficios?

Un claro ejemplo acerca de la incidencia de estas bebidas en la salud es México. Este país que tiene hoy el nada honroso récord de ser el país con mayor sobrepeso en el mundo, con 70% de la población adulta en en esa situación. Y tiene también otro récord del mismo calibre: es el primer consumidor mundial *per capita* de Coca-Cola.

No es extraño que México tenga también una de las tasas de diabetes más altas del planeta: cerca de 17% de la población es diabética diagnosticada.

AZÚCAR

JARABE DE MAÍZ ALTO EN FRUCTOSA

ASPARTAME

CAFEÍNA

ÁCIDO FOSFÓRICO

ÁCIDO CÍTRICO

SABORIZANTES ARTIFICIALES

AGUA CON FLÚOR Y CLORO

GRÁFICA 7. **GASEOSAS ELEMENTOS NOCIVOS PARA LA SALUD**

En realidad, las gaseosas, tan difundidas y aceptadas en el mundo occidental, son uno de los mayores venenos de la industrializacion actual.

BEBIDAS ENERGIZANTES

Las llamadas bebidas energizantes son otro invento de la industria moderna del cual hay que alejarse por completo. Los efectos de estos cocteles de cafeína y azúcar son devastadores. En ellos se reúne todo lo malo.

Por un lado son bebidas que ponen al cuerpo en una inmediata situación de emergencia, dado que es así como se percibe la aparente energía adicional que producen las sustancias químicas de estas bebidas.

Lo que nunca nos dicen es lo que viene detrás. A ellos se aplica de manera exponencial lo dicho sobre las bebidas gaseosas y el azúcar, con el agravante de introducir dosis elevadas de cafeína. Varios países, entre ellos Francia, Dinamarca y Noruega, han prohibido la venta de estas bebidas en sus territorios por los riesgos que representan para la salud, por ejemplo:

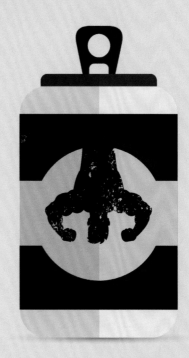

Aumento del estrés

Aumento de la frecuencia cardíaca

Aumento del riesgo de ataque al corazón o infarto

Mezcla peligrosa con alcohol

Estas bebidas pueden ser literalmente fatales cuando se consumen con alcohol

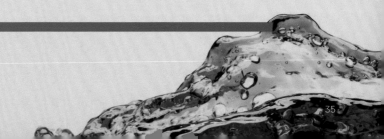

CEREALES REFINADOS

Al refinar los granos de los cereales se les quita el salvado que recubre y protege la parte interior y que contiene importante fibra, vitaminas B y oligoelementos. También se remueve el germen, que es la fuente de nutrición de la semilla y contiene vitaminas B, vitamina E y otros oligoelementos vitales.

Por supuesto, eso hace que después de eliminar todos estos nutrientes básicos, al final quede sólo el almidón puro de color blanco que contiene carbohidratos simples, una cantidad insignificante de proteína y alguna cantidad de vitamina B.

La naturaleza nos ha dado en los granos integrales alimentos que contienen todo lo necesario para su correcta metabolización y que así nos aportan todo su valor nutricional. Sin embargo, la industria les elimina gran parte de los minerales, vitaminas y oligoelementos que los constituyen. Al hacer esto, los cereales se convierten en un carbohidrato simple, que está compuesto en su mayoría de azúcares.

TABLA 6. **COMPOSICION NUTRICIONAL COMPARATIVA DE LOS CEREALES**

COMPOSICIÓN	INTEGRAL	REFINADO
Kcal	350	344
Grasa (g)	2.2	0.9
Proteína (g)	7.25	6.67
Hidratos de carbono (g)	74.2	81.6
Índice glicémico	50	70
Fibra (g)	2.22	1.4
Potasio (mg)	238	109
Sodio (mg)	10	3.9
Fósforo (mg)	310	150
Calcio (mg)	21	14
Magnesio (mg)	110	31
Hierro (mg)	1.7	0.8
Zinc (mg)	1.6	1.5
Selenio (mg)	10	7
Yodo (mg)	2.2	14
Vitamina B_1 (mg)	0.41	0.05
Vitamina B_2 (mg)	0.09	0.04
Vitamina B_3 (mg)	6.6	4.87
Vitamina B_6 (mg)	0.275	0.2
Ácido fólico (µg)	49	20
Vitamina E (µg)	0.74	0.076

Dado que estos cereales una vez refinados no tienen los minerales de balance necesarios para la digestión, la sangre se vuelve muy ácida y se ve obligada a robar minerales de huesos y tejidos. **(Véase la gráfica 4, página 31.)**

El súbito incremento de azúcar que producen los cereales refinados recarga el páncreas y a su vez se convierte en una fuerte bajada energética al entrar en acción la insulina **(véase la gráfica 4, página 31)**. Estas montañas rusas de energía afectan el páncreas, así como la capacidad de pensar y de concentración, las emociones, la determinación y hasta la capacidad de luchar para alcanzar una meta cualquiera.

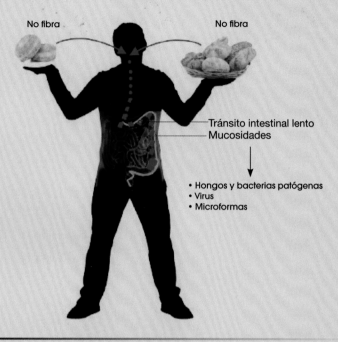

No fibra

No fibra

Tránsito intestinal lento
Mucosidades

• Hongos y bacterias patógenas
• Virus
• Microformas

GRÁFICA 8. **CREACIÓN DE MUCOSIDADES DERIVADAS DE LAS HARINAS REFINADAS**

Al igual que el azúcar, las harinas refinadas son calorías vacías, pues la mayor parte de los nutrientes se han removido en el proceso de blanqueamiento. Ninguna harina integral verdadera será blanca, así como el jugo de caña, de donde proviene el azúcar, está lejos de ser blanco. En su forma natural los colores blancos no existen en estos alimentos, sino que se obtienen a base de blanqueadores y procesos químicos malignos.

Los granos, panes y productos de harina pueden deteriorar el sistema digestivo y alimentarlo de bacterias patógenas y hongos. Las harinas producen mucosidades que se pegan a las paredes intestinales. Dado que se les ha removido toda su fibra, se mueven a paso lento por el tracto intestinal y se van pegando a sus paredes donde se forman mucosidades que albergan todo clase de virus, microformas, hongos y bacterias patógenas.

Estos productos son también deshidratantes, además de causar constipación (otra de las enfermedades comunes modernas, derivada de la falta de fibra en la dieta) y contribuir a la formación de un ambiente intestinal tóxico.

GLUTEN Y TRIGO

UN ENEMIGO OMNIPRESENTE

La alimentación que vivimos hoy está rodeada por doquier de gluten, presente en un sinfín de productos industriales altamente manipulados y procesados. Podríamos decir que no hay otro "alimento" tan masivo en la dieta de Occidente como el trigo.

La mala noticia es que el trigo y otros cereales contienen una proteína llamada gluten que se asocia con graves trastornos de la salud, y sus carbohidratos, con un altísimo índice glicémico, se convierten en una carga de glucosa enorme para la sangre. Contiene alrededor de 80% de carbohidratos y 15% de proteínas, de las cuales la gran mayoría es gluten.

El trigo que comemos en la actualidad es una variedad manipulada en múltiples facetas de su código genético que nada tiene en común con el ancestral alimento.

En particular, el genoma D ha sido extensamente modificado, es probable que no haya ningún otro alimento de uso extensivo tan manipulado genéticamente.

GRÁFICA 8 . **EL GLUTEN (LA PROTEÍNA) Y EL TRIGO CON SUS CARBOHIDRATOS SE RELACIONAN CON LOS SIGUIENTES PROBLEMAS DE SALUD:**

PICOS DE GLICEMA EN SANGRE	**ASMA Y ENFERMEDADES RESPIRATORIAS**
INCREMENTO DEL APETITO	**ACIDIFICACIÓN DEL CUERPO**
GRASA ABDOMINAL	**CEREBRO: GENERACIÓN DE EXORFINAS**
DIABETES	**CATARATAS**
CRECIMIENTO DE PECHOS	**ESQUIZOFRENIA**
EMFERMEDADES DEL CORAZÓN	**AUTISMO**
CÁNCER	**SÍNDROME DE DÉFICIT DE ATENCIÓN EN NIÑOS**
PROBLEMAS EN LA PIEL:	
Acné, Dermatitis y Eczema	

Es muy probable que algunos de los problemas de salud que se atribuyen al gluten no sean causados por esta proteína, sino por la manera antinatural como se produce el pan industrial de hoy. Cuando comemos pan hecho con harinas completas, no blanqueadas y con el debido proceso de fermentación natural, muchos de los problemas desaparecen. Por eso si comes pan debes buscar que sea hecho con harinas integrales ecológicas y masa madre, es decir, a partir de granos biológicos no manipulados genéticamente, y fermentado de forma natural, sin levaduras comerciales.

Recordemos que el gluten esta presente no sólo en el trigo actual sino en el centeno, espelta, bulgur, cebada, kamut, triticale y otros cereales.

Existen, para nuestra alegría, cada vez mayores alternativas para sustituir el trigo y los cereales con gluten por otras magníficas opciones como arroz, trigo sarraceno, quinoa, avena, mijo, camote y otros.

Vale la pena recordar que una gran parte de la población mundial es de forma directa intolerante al gluten, aun cuando la mayoría no lo sabe. Recomiendo hacer una prueba en tu dieta eliminando el gluten por unas semanas y comprobar tú mismo sus resultados. Seguramente encontrarás agradables sorpresas.

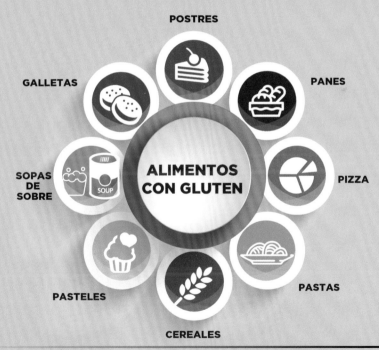

GRÁFICA 9. **ALIMENTOS QUE CONTIENEN GLUTEN**

ACEITES Y GRASAS REFINADAS

La mayoría de los aceites refinados que se consiguen en el mercado han sido extraídos utilizando solventes a temperaturas que superan los 230° C, temperaturas en las que los ácidos grasos insaturados se transforman en ácidos grasos trans.

Estas grasas trans no sólo contienen una gran cantidad de radicales libres que incrementan la posibilidad de padecer cáncer o artritis, sino que contribuyen de manera importante en la gestación de las enfermedades del corazón, primera causa de muerte en el mundo occidental. Además, con el calor, la estructura química de los ácidos grasos esenciales cambia creando sustancias tóxicas llamadas peróxidos lípidos, que también son potenciales cancerígenos.

Debe evitarse todo tipo de aceites vegetales refinados. Se deben buscar siempre los aceites extraídos bajo presión en frío y mejor aún de primera presión, ya que muchas veces en las segundas y terceras presiones se utilizan calor o solventes para obtener una mayor cantidad de aceite.

En realidad, todos los aceites son alimentos extraídos y por lo tanto incompletos y siempre será mejor tomar los alimentos completos, junto con sus grasas. El proceso de extracción del aceite lo aleja de su ambiente natural antioxidante. Es probable que la mayoría no lo sepa, pero el kale o col rizada, la lechuga romana, las acelgas y otras hojas verdes contienen grasas esenciales, además de fibra, minerales, vitaminas, enzimas y fitonutrientes excepcionales.

Si se utilizan aceites, los de oliva al igual que los de lino y cáñamo de primera presión en frío son los más recomendables

---

ACEITE VEGETAL PARCIALMENTE HIDROGENADO

Fabricado al hacer reaccionar un aceite vegetal con hidrógeno. Cuando esto ocurre, el nivel de aceites poliinsaturados (grasa buena) se reduce y se forman grasas trans. Están asociados con enfermedades cardíacas, cáncer de mama y colon, arterioesclerosis y colesterol elevado.

MARGARINA Y MANTECA VEGETAL

En los últimos tiempos se ha cambiado el consumo de grasas para cocinar de origen animal, con alto contenido de grasa saturada y colesterol, hacia grasas de tipo vegetal. La mala noticia es que estas grasas vegetales en su mayoría son hidrogenadas y por tanto contienen ácidos grasos trans, sobre los cuales hemos mencionado la evidencia acerca de su grave incidencia en los problemas del corazón y cáncer. Estos compuestos, inventados por la industria alimenticia con el propósito de convertir un aceite líquido en sólido y volverlo apto para untar, reemplazando así la mantequilla, han terminado haciendo más daño a nuestro cuerpo que las grasas saturadas de origen animal de toda la vida.

Lo anterior no significa que la mantequilla sea un alimento sano, pues es un derivado lácteo y tiene un contenido altísimo de grasas saturadas que deberían evitarse.

Los aceites y grasas vegetales, así como los aceites animales, tienen además un contenido muy alto de ácidos grasos tipo omega 6 y son muy bajos en omega 3. Entre mayor sea la tasa de omega 6 en contra del omega 3, más alto es el riesgo de contraer enfermedades del corazón, diabetes y enfermedades inflamatorias.

Se debe consumir la menor cantidad posible de estos aceites, y en todo caso nunca refinados, así como evitar por completo las margarinas hidrogenadas.

En algunas tiendas naturistas se consiguen margarinas vegetales no hidrogenadas, que serán una mejor alternativa.

GOLOSINAS Y COMIDA "BASURA"

Desde muy pequeños damos a nuestros hijos un sinnúmero de dulces, caramelos de colores, paletas y otros productos empaquetados, como papas fritas, extruidos de maíz y de trigo con forma de bolas, conos, cuadrados y toda clase de figuras. Estos productos que ofrecemos a nuestros hijos tienen poco o ningún valor nutricional y son basura para el organismo, pues están llenos de calorías que sólo sirven para crear problemas, robar los minerales del cuerpo, acumular grasa, producir inflamaciones internas, debilitar el sistema inmunológico y sobrecargar el páncreas, el hígado y todos los órganos del sistema digestivo.

Una breve referencia a las llamadas comidas "rápidas": salvo pocas excepciones, en sus menús ofrecen casi todo lo que **no** se debe comer: gaseosas, papas fritas, harinas refinadas, proteínas animales procesadas, lácteos, azúcar, aditivos. En la práctica no ofrecen nada de lo que sí se debe comer: vegetales frescos, legumbres, frutas, nueces, agua, cereales integrales. Las máquinas dispensadoras de comida ofrecen como regla general sólo comida basura, tenga mucho cuidado con ellas.

Un reciente estudio enfocado en los temas respiratorios, publicado por la revista *Thorax*, con la participación de 500 000 niños de 51 países, ha concluido que los niños que acuden con frecuencia a las comidas "rápidas" elevan el riesgo de sufrir asma además de rinitis, eczemas y otros problemas relacionados con las alergias.

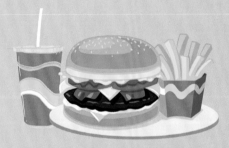

HARINAS REFINADAS
PAPAS FRITAS
PROTEÍNAS ANIMALES PROCESADAS
ENLATADOS
LÁCTEOS
GASEOSAS
AZÚCAR

GRÁFICO 10. **CONTENIDO DE LAS COMIDAS "RÁPIDAS"**

JUGOS "DE FRUTA"

Las frutas son alimentos maravillosos que tienen propiedades excepcionales. Su consumo es muy recomendable para personas sin problemas de diabetes u otras enfermedades degenerativas.

Los jugos de fruta en su estado natural, salvo el limón, la lima y el pomelo o toronja, contienen concentraciones muy altas de azúcar y carecen de la fibra. Por esta razón los jugos deben tomarse con moderación, en particular cuando existe sobrepeso, diabetes o cuando se tiene un cuerpo acidificado.

Será mejor entonces tomar la fruta entera y, en cualquier caso, beber jugos naturales y no industrializados. Estos últimos, salvo contadas excepciones, contienen azúcar o edulcorantes artificiales, además de conservadores, colorantes y otros aditivos indeseables. La publicidad de las etiquetas suele ser engañosa, en particular cuando utiliza la palabra *natural*.

Debes saber que al beber un vaso de jugo de naranja tu cuerpo recibe el equivalente en azúcar a tres o cuatro naranjas, una cantidad muy alta.

La fruta, como tantas otras cosas en la alimentación, está siempre mejor en su estado original con todos sus nutrientes y la fibra que ayuda una digestión lenta y favorece el tránsito intestinal.

LOS COLORANTES ARTIFICIALES

Los colorantes artificiales son químicos sintéticos que no se encuentran en la naturaleza, muchos de ellos derivados del alquitrán de hulla; pueden contener hasta diez partes por millón de arsénico y aun así ser reconocidos como seguros por las agencias reguladoras. Pueden causar reacciones alérgicas, hiperactividad y déficit de atención en los niños; también pueden contribuir a desórdenes de la vista y de aprendizaje o causar daño nervioso. Es recomendable evitar todos los colorantes sintéticos, pero debe tenerse especial cuidado con:

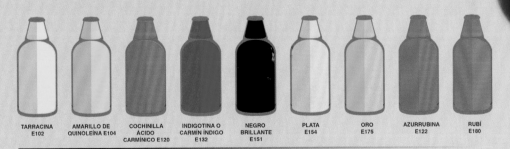

TARRACINA E102 AMARILLO DE QUINOLEÍNA E104 COCHINILLA ÁCIDO CARMÍNICO E120 INDIGOTINA O CARMÍN INDIGO E132 NEGRO BRILLANTE E151 PLATA E154 ORO E175 AZURRUBINA E122 RUBÍ E180

GRÁFICA 11. **COLORANTES ARTIFICIALES**

Es triste y preocupante saber que son los niños quienes más expuestos se encuentran a estos riesgos, mediante el consumo de productos industriales con colores de todo tipo cuyo objetivo son ellos.

ANIMALES EN EXCESO

La sobrevalorada proteína animal es el actor principal de los platos, desde la comida típica en Argentina hasta las hamburguesas en Estados Unidos, pasando por los filetes y pescados en Europa y por los corderos y vacas en África. Los platos de la sociedad occidental están sobrecargados de animales.

La ingesta calórica supera en mucho el 30% en varios países, algunos de ellos con promedios de hasta 40% del aporte calórico diario. No sólo a través de las carnes, directamente, sino a través del universo de productos lácteos y de huevos que rodea estas costumbres alimenticias.

Recordemos que el ser humano no necesita, en absoluto, consumir proteínas animales. Al contrario, el cuerpo funciona mucho mejor en todos sus aspectos cuando no se consumen animales. Funcionamos de manera óptima cuando la ingesta calórica recibe entre 5 y 8% de calorías provenientes de proteínas.

No obstante, se consumen en promedio casi cuatro veces las proteínas necesarias para funcionar de forma adecuada. Esta sobrecarga es fatal para el organismo. Veamos por qué: los animales que se crían hoy para consumo humano suelen contener, al momento de consumirlos, pesticidas, esteroides, antibióticos, microformas de hongos, microtoxinas y grasas saturadas que contribuyen en gran medida a la epidemia de enfermedades del corazón, cáncer y enfermedades degenerativas de las que hemos hablado al inicio del capítulo. Sabemos con certeza que estas grasas saturadas son, por sí solas, generadoras de enfermedad, pero también se debe considerar que es en las grasas donde los animales acumulan las toxinas que reciben durante su crianza y que pasan a nuestros cuerpos cuando las comemos. Hay una alta relación entre el consumo de proteína animal y varias clases de cáncer, en especial de senos, tiroides, próstata, páncreas, endometrial, ovarios, estómago y colon. Una persona que consume 70% de sus proteínas por fuente animal tiene diecisiete veces más probabilidad de morir de enfermedades del corazón que una que consume sólo 5%.

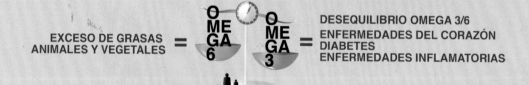

EXCESO DE GRASAS ANIMALES Y VEGETALES = OMEGA 6 / OMEGA 3 = DESEQUILIBRIO OMEGA 3/6 ENFERMEDADES DEL CORAZÓN DIABETES ENFERMEDADES INFLAMATORIAS

Desde el punto de vista nutricional, no vale la pena correr el riesgo que implica para la salud y la calidad de vida el consumir carne de animales. Por ello se debería cambiar su protagonismo de nuestros platos, cediendo a los vegetales y otras plantas ese papel principal y dejando que los animales sean una muy pequeña parte de nuestra dieta o, de manera ideal, ninguna.

TABLA 7. **CONTENIDO DE PROTEÍNAS DE ALGUNOS ALIMENTOS COMUNES EN ORDEN ASCENDENTE DE PROTEÍNAS POR CALORÍA**

ALIMENTO	PROTEÍNA GRAMOS	CALORÍAS	PROTEÍNA X CALORÍA	PORCENTAJE DE PROTEINA
UN PLÁTANO	1.2	105	0.01	5
UNA TAZA DE ARROZ	4.8	220	0.02	9
UNA MAZORCA DE MAÍZ	4.2	150	0.03	11
UNA PAPA HORNEADA	3.9	120	0.03	13
UNA TAZA DE PASTA	7.3	216	0.03	14
UN YOGUR	7	190	0.04	15
UNA REBANADA DE PAN TRIGO INTEGRAL	4.8	120	0.04	16
UNA HAMBURGUESA DE QUESO (BURGUER KING)	18	350	0.05	21
UNA TAZA DE CHÍCHAROS CONGELADOS	9	120	0.08	30
UNA TAZA DE LENTEJAS COCIDAS	16	175	0.09	36
UNA TAZA DE TOFU	18	165	0.11	44
UNA TAZA DE BRÓCOLI CONGELADO	5.8	52	0.11	45
UNA TAZA DE ESPINACA	5.4	42	0.13	51

Lo cierto es que la mayoría de las plantas y vegetales, con excepción de la fruta, proporcionan al menos 10% de sus calorías de proteínas, siendo los vegetales verdes los más ricos en ellas con tasas de hasta 50% de su aporte calórico de proteínas (véase la tabla 7).

Por supuesto, la necesidad de proteínas en una alimentación variada basada en vegetales estará más que cubierta. Casi cualquier combinación de alimentos basados en plantas contendrá entre 30 y 40 gramos de proteína por cada mil calorías. La clave para obtener proteínas es la calidad no la cantidad.

De manera que el mito de la proteína animal, tan arraigado en nuestro mundo, es tan sólo eso: un mito.

PESTICIDAS Y ORGANISMOS GENÉTICAMENTE MODIFICADOS

Muchos pesticidas utilizados en el mundo son cancerígenos. La acumulación de pesticidas en el organismo reduce nuestra habilidad para resistir organismos infecciosos, daña la fertilidad y contribuye a pérdidas de embarazos y defectos de nacimiento, además de reducir el contenido vitamínico de los productos.

El impacto medioambiental de los pesticidas es descomunal. Cerca de 98% de los insecticidas y 95% de los herbicidas que se rocían alcanzan un destino diferente a la especie a la cual se destinan, siendo así un factor depredador de la biodiversidad.

Por el bien de todas las criaturas vivientes, nuestros ríos y mares, y de nuestra salud, bien vale la pena que todos los productos que consumamos sean de cultivo orgánico o ecológico.

Bután ha sido el primer país del planeta en anunciar que sólo permitirá agricultura ecológica en sus tierras. Qué bueno sería que otros países supuestamente del "primer mundo" siguieran los pasos de este pequeño y sabio estado.

¿Qué son los organismos genéticamente modificados, OGM (GMO, por sus siglas en inglés)? ¿Cómo afectan nuestro alimento, nuestra salud y la del planeta?

Estos organismos son creados a través de ingeniería genética, forzando a los genes de una especie hacia el genoma de otra especie no relacionada con ella para incorporarle alguna función o característica específica.

Como ejemplo de manipulación genética entre especies podemos citar la inserción de un gen bacteriano tóxico para los insectos dentro de la planta de maíz, de manera que los insectos que se comen estos granos de maíz con el tóxico mueren.

En diversos estudios, los OGM se vinculan con trastornos digestivos, alergias, autismo, enfermedades autoinmunes, infertilidad, obesidad tanto en hombres como en animales.

Varios de los OGM constituyen la base de alimentos que se comercializan ya en muchos países del mundo.

La manera de protegernos de estos organismos es muy sencilla: consumir únicamente alimentos orgánicos.

GRÁFICA 12. **ALIMENTOS MODIFICADOS MEDIANTE INGENIERÍA GENÉTICA COMERCIALIZADOS EN SUPERMERCADOS**

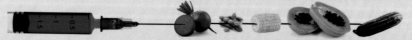

Maíz, soya, algodón, alfalfa, remolacha, papaya arcoíris, calabacita verde y amarilla, derivados de estos alimentos, como el aceite de semillas de algodón.

LA CAFEÍNA

La cafeína es un estimulante adictivo que se encuentra en gaseosas (en particular las colas) chicles, pastillas dietéticas y analgésicos. El café, el té y el cacao la contienen de manera natural.

Los diez problemas con la cafeína, de acuerdo con los estudios publicados por el doctor Stephen Cherniske, son:

1. Problemas cardiovasculares.

2. Estrés.

3. Problemas emocionales. Ansiedad e irritabilidad son los principales, pero también son relevantes la depresión y los problemas de atención.

   En lugar de incrementar la actividad mental, la cafeína disminuye el flujo de sangre al cerebro hasta en 30% y afecta la memoria y el desempeño cerebral.

4. Fluctuaciones de azúcar en la sangre.

5. Problemas gastrointestinales. Mucha gente experimenta sensación de quemazón y reflujo, pues aumenta la secreción de ácido hidroclorhídrico.

6. Deficiencias nutricionales. La cafeína inhibe la absorción de algunos nutrientes y causa la excreción de calcio, magnesio, potasio, hierro y algunos otros minerales de menor importancia.

7. Problemas de salud en hombres. En estudios liderados por el doctor Milton Krisloff se ha encontrado que, en la mayoría de los casos, los hombres reducen de forma significativa el riesgo de problemas urinarios y de próstata al eliminar el café de su dieta.

8. Problemas de salud en mujeres. La formación de quistes fibrosos en los senos, el síndrome premenstrual, la osteoporosis, infertilidad, abortos, y los problemas de la menopausia, se exacerban con el consumo de café. Las mujeres que toman píldoras anticonceptivas tienen un riesgo aun mayor pues se tiende a tener una menor habilidad para eliminar la cafeína del cuerpo.

9. Envejecimiento. La producción de DHEA (dehidroepiandrosterona), melatonina y otras hormonas decrece con la edad, pero la cafeína ralentiza su producción y afecta los procesos de envejecimiento. La cafeína deshidrata el cuerpo y contribuye al envejecimiento prematuro de la piel y los riñones. Se ha demostrado también que inhibe la reparación del DNA (una de las tres macromoléculas esenciales para la vida) y afecta la habilidad del hígado para desintoxicar el cuerpo.

10. Agotamiento suprarrenal. El consumo de cafeína conlleva un eventual agotamiento de las glándulas suprarrenales, lo cual puede desencadenar una variedad de desórdenes de salud relacionados con inflamación y fatiga.

PRODUCTOS ALTAMENTE PROCESADOS

La gran mayoría de los productos procesados por la industria de los alimentos tienen muy bajo o nulo poder nutricional y contienen aditivos y sustancias químicas que no deberían ser parte de nuestra dieta. Si la mera cocción de los alimentos ya les quita fitonutrientes, vitaminas, enzimas, agua y otras sustancias nutricionales importantes, cómo será cuando un alimento se somete a los brutales procesos industriales modernos. El producto resultante es una mísera fracción del alimento original, desprovisto de muchos o de casi todos los nutrientes que el alimento lleva en su forma natural.

Es muy importante aprender a leer en las etiquetas todos esos nombres extraños, en su gran mayoría expresados con números como E-360, productos de la industria química que deberían evitarse. Algunos potencian sabores y son adictivos, como el E-621 o glutamato monosódico (véanse detalles en la página 49), presente en gran cantidad de alimentos industriales, un muy fuerte neurotóxico que posee la capacidad de destruir las neuronas del cerebro y que a pesar de cientos de estudios al respecto sigue siendo usado de modo indiscriminado, en especial en las comidas de paquete y en los productos precocinados.

Vivimos el mundo al revés: primero se destruyen los alimentos con absurdos procesos químicos y físicos; luego se les añaden supuestos nutrientes, como vitaminas sintéticas o minerales, y finalmente son enunciados como un gran beneficio, ya que del alimento en sí mismo poco se puede decir.

Vale decir que no toda la comida industrial es dañina, si bien una significativa proporción de lo que se encuentra en los supermercados son productos altamente procesados. No obstante, por fortuna, ya existen nuevas industrias que se preocupan por ofrecer productos en realidad saludables sin los procesos y aditivos malignos.

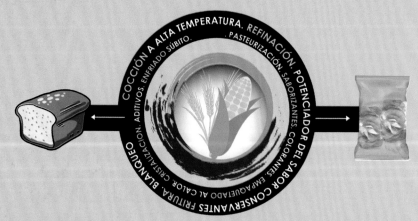

GRÁFICO 13. **PROCESOS INDUSTRIALES PERJUDICIALES**

GLUTAMATO MONOSÓDICO (MSG)

Esta excitotoxina, identificada como E-621, es utilizada por la gran industria para potenciar el sabor de los alimentos.

Las excitotoxinas son sustancias tóxicas que dañan y destruyen las neuronas, por lo cual conllevan un elevado riesgo para el ser humano.

De acuerdo con el doctor Russell Blaylock, reconocido neurocirujano, las excitotoxinas pueden causar la muerte de las neuronas más sensibles al permitir que niveles elevados de iones de calcio entren en las células. También se ha descubierto que promueven el desarrollo del cáncer y la metástasis al incrementar la movilidad celular.

La mayoría de los productos empaquetados como papas fritas, frituras de maíz, sopas, salsas y prácticamente todo lo que ofrecen los restaurantes de comida rápida están cargados de glutamato.

TABLA 8. **NOMBRES ALTERNATIVOS DEL GLUTAMATO MONOSÓDICO**

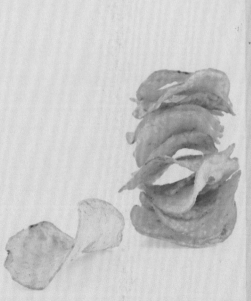

E-621
Glutamato monosódico
Caseinato de calcio
Proteína vegetal hidrolizada
Proteína texturizada
Glutamato monopotásico
Grasas vegetales hidrogenadas
Proteína de soya
Proteínas de leche
Fitoproteína hidrolizada (HPP)
Extracto de levadura
Glutamato
Aromas naturales de cerdo o pollo
Ácido glutamático (no ácido glutámico)
Fitoproteína autolizada
Alimento de levadura
Caseinato de sodio
Levadura autolizada
Extracto de proteína vegetal
Senomyx
Caldo en polvo
Concentrado o aislante de proteína
Ajinomoto
Gelatina
Vetsin
Carragenano
Realzador o potenciador de sabor

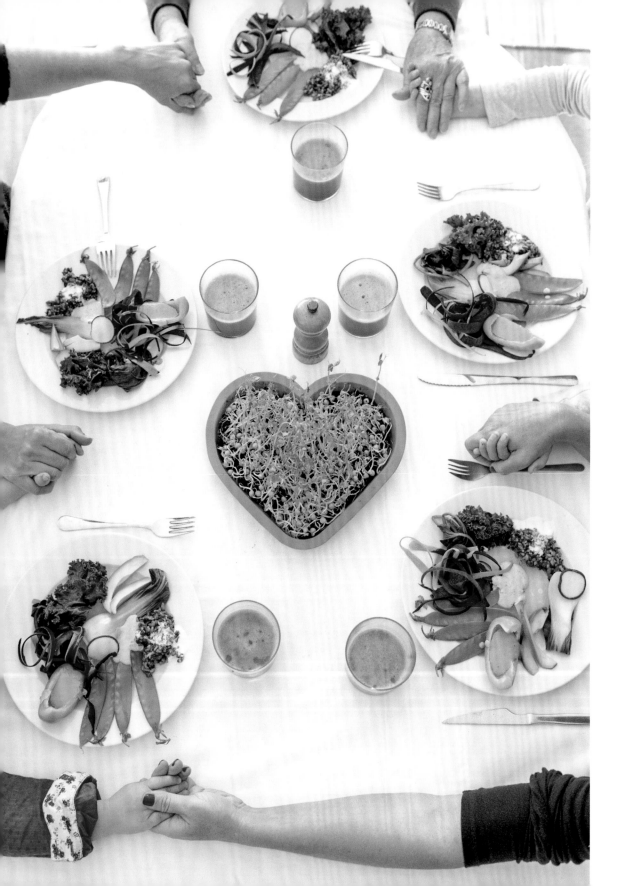

CAPÍTULO 2

EL PODER DEL ALIMENTO
COCINA VITAL

UNA NUEVA MANERA DE VIVIR: EL CAMINO HACIA LA LONGEVIDAD Y LA ENERGÍA PLENA

Para salir de la corriente de enfermedad y muerte prematura existe un camino simple, tan sencillo como regresar a la naturaleza de los alimentos vivos, sin procesos industriales. En ellos encontraremos la fuente de vitalidad y salud.

¿CÓMO DEBEMOS ALIMENTARNOS?

EL MANTRA DE LA ALIMENTACIÓN IDEAL: ALIMENTOS INTEGRALES, PRINCIPALMENTE PLANTAS, EN SU MAYORÍA CRUDAS Y SIN EXCESOS

ALIMENTOS INTEGRALES

Son los alimentos en su estado natural verdadero,
sin procesos industriales nocivos, sin aditivos,
sin azúcares ni químicos añadidos.

PLANTAS

Las plantas son los únicos seres capaces de convertir la energía del sol en alimento asimilable para los animales, y por supuesto para los humanos.

En este grupo excepcional de alimentos se encuentran los mayores aportes para la salud de nuestro cuerpo. Ningún otro grupo se acerca al potencial nutricional y vital de las plantas, pero destacan dentro de ellas las hojas verdes.

Veamos algunos de los excepcionales aportes de las plantas:

ANTIOXIDANTES

Famosos y muy de moda, estos extraordinarios elementos nos protegen contra el daño celular, el envejecimiento y las enfermedades degenerativas. El oxígeno que por un lado nos da la vida, por otro nos la puede quitar. Los radicales libres que producen el daño en las células son precisamente electrones resultantes del proceso de oxidación. Para combatir estos radicales libres tenemos a disposición en nuestro arsenal alimentario una gran variedad de antioxidantes que están de forma predominante en las plantas integrales en estado crudo.

El poder antioxidante de las plantas es 64 veces mayor al de los productos animales.

11.57 mmol/100 g   0.18 mmol/100 g

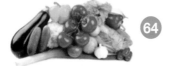

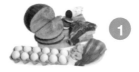

GRÁFICA 14. **CAPACIDAD ANTIOXIDANTE.** Fuente: Instituto Nacional de la Salud de Estados Unidos.

TABLA 9. CAPACIDAD ANTIOXIDANTE DE ALGUNOS ALIMENTOS

Puntuación de acuerdo con la escala de Capacidad de Absorción
de Radicales Libres de Oxígeno (ORAC, por sus siglas en inglés).

POSICIÓN	ALIMENTO	CANTIDAD SERVIDA	CAPACIDAD ANTIOXIDANTE
1	GRANO INTEGRAL DE CACAO	100 GRAMOS	28000
2	FRIJOL ROJO CHICO (AZUKI)	½ TAZA (SECOS)	13727
3	ARÁNDANOS SALVAJES	1 TAZA	13427
4	FRIJOL ROJO	½ TAZA (SECOS)	13259
5	FRIJOL PINTO	½ TAZA	11864
6	ARÁNDANOS CONVENCIONALES	1 TAZA	9019
7	ARÁNDANOS ROJOS	1 TAZA	8983
8	CORAZONES DE ALCACHOFA	1 TAZA (COCIDOS)	7904
9	MORAS	1 TAZA	7701
10	CIRUELAS PASAS	½ TAZA	7291
11	FRAMBUESAS	1 TAZA	6058
12	FRESAS	1 TAZA	5938
13	MANZANAS RED DELICIOUS	1 UNIDAD	5900
14	MANZANAS GRANNY SMITH	1 UNIDAD	5381
15	NUEZ PECANA	1 ONZA	5095
16	CEREZAS	1 TAZA	4873
17	CIRUELAS NEGRAS	1 UNIDAD	4844
18	PAPA RUSSEL	1 UNIDAD (COCIDA)	4649
19	FRIJOL NEGRO	½ TAZA (SECOS)	4181
20	CIRUELAS	1 UNIDAD	4118
21	MANZANAS GALA	1 UNIDAD	3903

Fuente: Departamento de Agricultura de Estados Unidos.

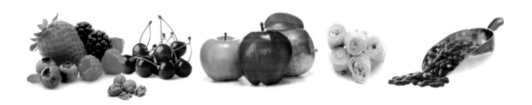

La vitamina C, la vitamina E y los betacarotenos son antioxidantes claves.

FITONUTRIENTES

Se ha descubierto un verdadero arsenal de compuestos naturales en las plantas que eliminan las toxinas de nuestro cuerpo y nos protegen contra la degeneración celular: a este grupo de compuestos químicos naturales se les llama fitonutrientes o fitoquímicos.

Vegetales crucíferos como el brócoli o la col, por sólo mencionar un par de ejemplos, contienen isotiocianatos, fitonutrientes que activan en las células las enzimas que limpian el cáncer. En un estudio publicado en *Journal of the National Cancer Institute* de Estados Unidos se afirma que los hombres que consumen tres o más porciones de vegetales crucíferos al día reducen el riesgo de cáncer de próstata en 41 por ciento.

Algunos de los fitonutrientes que poseen propiedades anticancerígenas que se han descubierto hasta ahora son:

flavonoides, ácido cafeico, catequinas, cumarinas, isoflavonas, isocianatos, lignanos, liminoides, pectinas, fitoesteroles, inhibidores proteásicos, saponinas y esteroles.

Estos compuestos inhiben el envejecimiento celular, inducen las enzimas que nos desintoxican, agrupan los cancerígenos para expulsarlos y alimentan los mecanismos de reparación celular.

DENSIDAD NUTRICIONAL

Son también los vegetales y frutas, con especial protagonismo una vez más de las hojas verdes, los que mayor aporte nutricional proporcionan al ser humano. La clasificación hecha por el doctor Joel Furhman con base en el contenido de fitonutrientes, la actividad antioxidante y el contenido de minerales y vitaminas lo evidencia:

TABLA 10. **DENSIDAD NUTRICIONAL DE LOS ALIMENTOS**

MÁS ALTA DENSIDAD NUTRICIONAL = 100 PUNTOS
MÁS BAJA DENSIDAD NUTRICIONAL = 0 PUNTOS

100		**VEGETALES DE HOJA VERDE OSCURA** Kale o col rizada, espinaca, arúgula, acelgas, berros, hojas de brócoli, hojas de coliflor, hojas de betabel, hojas de nabo y de mostaza
95		**OTROS VEGETALES VERDES** Lechuga romana, col china (bok choy), col, coles de Bruselas, espárragos, brócoli, ejotes
50		**OTROS VEGETALES NO VERDES RICOS EN NUTRIENTES** Betabel, berenjena, hongos, cebollas, rábanos, brotes de soya, pimientos rojos y verdes, calabacitas, coliflor, tomates, alcachofas, zanahorias
45		**FRUTAS FRESCAS** Fresas, arándanos, otras bayas, ciruelas, naranjas, melones, kiwis, manzanas, cerezas, piñas, duraznos, peras, uvas, plátanos
40		**LEGUMBRES** Lentejas, frijol rojo, azukis, frijol pinto, chícharos, soya verde
30		**NUECES Y SEMILLAS CRUDAS** Semillas de girasol, calabaza, ajonjolí, lino, almendras, pistaches, nueces, nuez de la India, nueces pecanas, avellanas
20		**GRANOS INTEGRALES** Avena, cebada, arroz integral y salvaje, trigo sarraceno, mijo, quinoa, bulgur, pan integral, papas blancas
18		**PESCADO**
15		**LECHE SIN GRASA, HUEVOS, CARNE DE ANIMALES SALVAJES**
8		**LECHE ENTERA, CARNE ROJA**
6		**PRODUCTOS DE CEREALES REFINADOS** (Pan blanco y demás)
3		**QUESO**
1		**ACEITES REFINADOS**
0		**DULCES REFINADOS, GALLETAS, BIZCOCHOS, CARAMELOS Y GASEOSAS**

Fuente: Joel Fuhrman, *Comer para vivir*, Gaia Ediciones, México, 2013.

Otros factores claves de las plantas:

DENSIDAD ENERGÉTICA

Las plantas son los alimentos con menor densidad energética que podemos consumir. Por ello, a la vez que nos aportan muy pocas calorías, son una fuente inagotable de elementos nutricionales y antienvejecimiento. Son alimentos perfectos para comer sin limitaciones.

CONSUMO DE PLANTAS *VS.* MUERTES

La ingesta de plantas integrales sin procesar está directamente relacionada con la salud y la longevidad, como podemos apreciar en el cuadro siguiente:

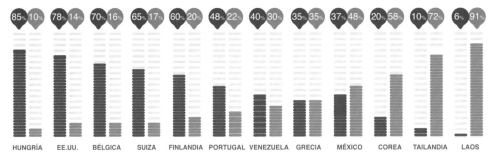

| HUNGRÍA | EE.UU. | BÉLGICA | SUIZA | FINLANDIA | PORTUGAL | VENEZUELA | GRECIA | MÉXICO | COREA | TAILANDIA | LAOS |

⬤ **PORCENTAJE DE MUERTES POR ENFERMEDADES DEL CORAZÓN Y CÁNCER**

⬤ **PORCENTAJE DE CALORÍAS DE PLANTAS INTEGRALES (SIN REFINAR)**

TABLA 11. Fuente: ONU, World Health Statistics (1994-1998).

Mientras en Laos sólo muere 4% de sus habitantes debido al cáncer y a las enfermedades del corazón, en Estados Unidos las muertes prematuras por estos padecimientos alcanzan 78%. Esta abismal diferencia se explica en gran parte por su dieta: 91% consume plantas sin procesar en la dieta de Laos, y tan sólo 13% en Estados Unidos.

LA FIBRA: UN SECRETO PARA ADELGAZAR

Dado que los vegetales son altos en fibra y bajos en calorías, son ideales para saciar nuestro apetito, aportar alta nutrición y bajar de peso. Nuesto estómago almacena cerca de un litro de comida, por lo cual, si lo llenamos con alimentos vegetales ricos en fibra, se alcanzará sensación de saciedad con pocas calorías.

Unas papas fritas tienen 2600 cal/libra y 0 gramos de fibra, mientras que las verduras verdes contienen 100 cal/libra y 5 gramos de fibra.

Algunos de los alimentos que contienen mayor cantidad de fibra soluble e insoluble son:

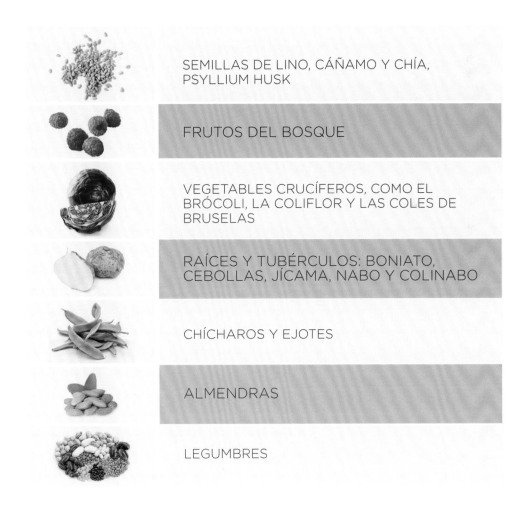

SEMILLAS DE LINO, CÁÑAMO Y CHÍA, PSYLLIUM HUSK

FRUTOS DEL BOSQUE

VEGETABLES CRUCÍFEROS, COMO EL BRÓCOLI, LA COLIFLOR Y LAS COLES DE BRUSELAS

RAÍCES Y TUBÉRCULOS: BONIATO, CEBOLLAS, JÍCAMA, NABO Y COLINABO

CHÍCHAROS Y EJOTES

ALMENDRAS

LEGUMBRES

CRUDOS

Es algo que nunca pensamos, pero de 1.6 millones de especies que habitan este planeta sólo el hombre cocina el alimento.

La naturaleza nos proporciona fuentes excepcionales de nutrición y vitalidad en el alimento tal y como nos lo entrega. No obstante, el hombre moderno destruye mediante cocción y diversos procesos industriales nefastos lo que la tierra ha tardado milenios en desarrollar para nuestra correcta alimentación.

Cocer a más de 45 °C destruye nutrientes como: las vitaminas C (75%), B (50%), y A (35%), así como las **enzimas** y los **fitonutrientes**

La proteína se coagula al calentarla, por esto una clara de huevo se vuelve blanca al cocerla, y entonces sólo la mitad es absorbible, pues las enzimas no logran romperla en ese estado. La parte no absorbida se vuelve tóxica dentro de nuestro cuerpo.

Al calentar grasas y aceites se forman cancerígenos como: nitrosaminas, benzopirenos y acrilamidas.

Se pierden en la cocción las propiedades de la fibra, que se ablanda, lo que hace menos efectivo su trabajo de arrastre en los intestinos.

Leucocitosis: Paul Kouchakoff descubrió que cuando se consume cocinado más de 51% del alimento, el cuerpo se siente atacado y genera glóbulos blancos para defenderse. Esto sólo ocurre con alimentos cocinados, enlatados, curados o salados, y se acrecenta con alimentos pasteurizados, homogenizados, estabilizados o refinados.

Quizá lo más importante de los alimentos crudos sean sus preciadas enzimas, complejas moléculas de proteína que hacen posible la vida. Son requeridas para todas las reacciones químicas del cuerpo y sin ellas no habría actividad celular posible. La diferencia entre un organismo vivo y uno muerto está en su capacidad de producir enzimas.

Una alta demanda de enzimas digestivas disminuye la producción de enzimas metabólicas. Según el doctor Edward Howell, todos tenemos una cantidad finita de enzimas y cuando éstas se agotan, cesa la vida. Es por lo anterior que es vital aportarle al cuerpo enzimas alimentarias a través de nuestra comida viva; de esta forma preservaremos las enzimas metabólicas para hacer sus funciones vitales sin tener que agotar las enzimas digestivas.

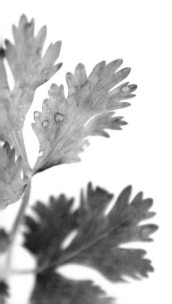

SIN EXCESOS

Es sencillo entender que entre mayor sea la carga de alimentos que le damos a nuestro cuerpo, mayor será el trabajo de todos sus órganos para procesar esa cantidad de comida. Por supuesto, si comemos de forma moderada, nuestro estómago, intestinos, colon y todo el sistema digestivo tendrá un suave trabajo, así como los órganos de eliminación, riñones, pulmones y piel, entre otros estarán funcionando de manera cómoda. Por el contrario, si nos atiborramos de comida, todos los órganos estarán sobrecargados y con ello su vida útil será menor.

Está comprobado que las personas que comen con moderación viven no sólo más tiempo, pues sus órganos internos funcionan a ritmo normal, sino que viven mejor.

Todos sabemos el malestar y la baja energía que sentimos luego de una comida excesiva, así que no hay más que traducir esto en términos a largo plazo. Cuando por costumbre le damos a nuestro cuerpo más comida de la necesaria, estas situaciones se van haciendo permanentes y entonces la enfermedad aparece.

> Los habitantes de Okinawa, uno de los oasis de la buena salud y longevidad en el mundo, cuando se sientan a comer pronuncian la frase: "Hara hachi bu", que significa comer hasta 80%. Es una máxima que practican a diario y por ello sus comidas nunca llegan a ser excesivas.

Aprender a conocer las señales de nuestro cuerpo, a estar presentes y conscientes en el momento de comer y a masticar lentamente, son pasos básicos para poder moderar la cantidad de alimento que ingerimos. Las señales de nuestro estómago tardan veinte minutos en llegar al cerebro, por eso comer de forma pausada y masticando íntegramente son factores claves para apreciar cuando hemos llegado a la cantidad ideal de comida y también para hacer una digestión correcta, ya que la adecuada salivación es el inicio de un buen proceso digestivo.

> "Nada beneficiará la salud de la humanidad e incrementará las posibilidades de mantener la vida en la tierra como la transición hacia una dieta vegetariana." Albert Einstein.

Hoy más que nunca debemos recordar la sabiduría de Einstein; la pandemia mundial de enfermedades, la muerte prematura, los largos periodos de morbilidad, el sufrimiento animal y la destrucción del medio ambiente nos piden a gritos que cambiemos nuestras costumbres alimentarias para dar protagonismo a los vegetales.

SI QUIERES CAMBIAR EL MUNDO, EMPIEZA POR TU PLATO.

EL PH DE LOS ALIMENTOS: EL BALANCE ÁCIDO-ALCALINO

La relación entre ácido y básico (alcalino) está cuantificada en una escala de uno a catorce, y a esa escala se la llama "pH".

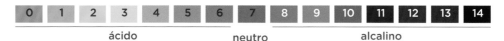

ácido · neutro · alcalino

En resumen, estas dos sustancias, ácidos y bases (alcalinas), son opuestas, y cuando se mezclan en las cantidades correctas se obtiene una sustancia equilibrada, es decir, con un pH neutro. La sangre debería mantener un pH de 7.365, esto es, ligeramente alcalino.

Muchas enfermedades fisiológicas son el resultado de altos niveles de ácido que destruyen nuestro equilibrio de pH hasta el punto de llevar al cuerpo a presentar síntomas de enfermedad.

Los sistemas regulatorios internos, entre ellos el respiratorio, el circulatorio, el digestivo y los hormonales, trabajan para mantener el muy sensible equilibrio ácido-básico. Cuando falta este equilibrio se pueden presentar, en sus etapas iniciales, síntomas leves como erupciones de piel, dolores de cabeza, alergias, resfriados y problemas en los senos paranasales.

Con el tiempo se gesta un debilitamiento de algunos órganos y aparecen problemas de tiroides, hígado, glándulas suprarrenales y otros.

Si el pH se desvía mucho más hacia la acidez, los niveles de oxígeno en las células se deterioran y el metabolismo celular se detiene. Ante este peligro de muerte, el cuerpo reacciona tomando las reservas de minerales que se encuentran en los tejidos blandos de los huesos (calcio) y de los músculos (magnesio). Los huesos, al perder sus minerales, deterioran su resistencia y flexibilidad; se pierde la densidad ósea y llega la osteoporosis; las articulaciones se inflaman y sobrevienen el reumatismo y la artritis; se desgastan los discos intervertebrales produciendo ciática y otras enfermedades derivadas de la falta de minerales y agua en los huesos.

Otro factor importante en el que la acidez afecta el funcionamiento del cuerpo es la actividad enzimática. Las enzimas sólo pueden realizar su trabajo en un medio que les proporcione un pH correcto para su trabajo. Si el pH no es adecuado, su actividad puede verse interrumpida o incluso detenerse del todo. Lo primero genera enfermedad y lo segundo, por supuesto, la muerte.

Es ideal mantener 80% de alimentos alcalinos en tu dieta.

Si la acidez siguiera en aumento y alcanzara tal nivel que la sangre ya no pudiera nivelarla con los recursos robados de los sistemas del cuerpo, para librarse del problema se comenzaría a depositar ese ácido sobrante en los tejidos, y en ese momento el sistema linfático, el principal activador del sistema inmunológico, tendría que neutralizarlo. La única manera en que dicho sistema puede actuar para lograr el balance de los tejidos es sacando los ácidos de allí y devolviéndolos a la sangre. Iniciado ya este círculo vicioso, la pérdida de más minerales y de sus funciones primordiales supondría una carga atroz para el hígado y los riñones.

Si los ácidos de los tejidos no son neutralizados por elementos alcalinos, los órganos con los que entran en contacto se irritan y producen inflamación, muchas veces dolorosa, y lesiones o endurecimiento de los tejidos. Muchos casos de eczema o enrojecimiento de la piel se deben a la irritación causada por el sudor excesivamente ácido.

Valga apuntar que no todos los ácidos son iguales en sus efectos:

ÁCIDOS DÉBILES EN PLANTAS (CÍTRICO, OXÁLICO, PIRÚVICO): se eliminan por los pulmones en forma de vapor sin sobrecarga alguna para el cuerpo.

ÁCIDOS FUERTES EN ALIMENTO ANIMAL (ÚRICO, SULFÚRICO Y FOSFORITO): su eliminación sobrecarga el hígado y los riñones.

El exceso de ácidos en el cuerpo tiene también otro efecto devastador: la creación de organismos microscópicos, como la candidiasis y otras muchas formas de hongos en cantidades nocivas.

Lo grave de las microformas y los hongos no son tanto ellas en sí mismas como sus desechos tóxicos acidificantes, llamados micotoxinas y exotoxinas, que se producen cuando digieren vía fermentación la glucosa, las proteínas y las grasas, dejando sus desechos tóxicos ácidos en nuestra sangre y en diversos tejidos, contaminando así los sistemas vitales.

Las microformas aman la acidez, les encanta nadar en sus desechos ácidos. Viven en los ambientes bajos en oxígeno que se derivan de la acidez.

El desbalance también puede producir inflamación e irritación interna, sobrepeso, alergias, fatiga, desórdenes de comportamiento, desbalance neurológico, problemas con el metabolismo del azúcar, problemas de tiroides, daños en articulaciones, úlceras, colitis, infecciones vaginales, pérdida de mielina, artritis, lupus, hernia de hiato, aletargamiento, dolores musculares, esclerosis múltiple, infertilidad, problemas urinarios, mucosidades excesivas, tos habitual, irritaciones de garganta, rinitis, infecciones en los oídos, gripas frecuentes, asma y bronquitis.

Ante este grave panorama debemos conocer los alimentos que producen acidificación y los que aportan el balance alcalino a nuestra sangre. En la siguiente tabla, hemos colocado en verde los alimentos alcalinos y en rojo los alimentos acidificantes.

TABLA 13. **EL PH DE LOS ALIMENTOS**

VEGETALES Y FRUTAS BAJAS EN AZÚCAR

CHÍCHAROS	+0.5	BERROS	+7.7	RÁBANO ROJO	+16.7
ESPÁRRAGOS	+1.1	NABO	+8.0	PIMIENTA DE CAYENA	+18.8
ALCACHOFAS	+1.3	LIMA	+8.2	PASTO PAJA	+21.4
COL VERDE	+2.0	CEBOLLINES	+8.3	PASTO COLA DE CABALLO	+21.7
LECHUGA	+2.2	ZANAHORIA	+9.5	DIENTE DE LEÓN	+22.7
CEBOLLA	+3.0	LIMÓN	+9.9	PASTO DE KAMUT	+27.6
COLIFLOR	+3.1	CHÍCHAROS FRESCOS	+11.2	GERMINADOS DE RÁBANO	+28.4
RÁBANO BLANCO	+3.1	BETABEL FRESCO	+11.3	SEMILLAS DE CHÍA	+28.5
COL BLANCA	+3.3	ESPINACA	+13.1	PASTO DE CEBADA	+28.7
LECHUGA TIPO LAMB	+4.8	AJO	+13.2	GERMINADO DE SOYA	+29.5
EJOTES FRESCOS	+5.1	APIO	+13.3	PASTO DE ALFALFA	+29.3
CALABACITAS	+5.7	JITOMATE	+13.6	PEPINO FRESCO	+31.5
COL MORADA	+6.3	LECHUGA TIPO REPOLLO	+14.1	PASTO DE TRIGO	+33.8
RÁBANO PICANTE	+6.8	ENDIVIAS FRESCAS	+14.5	RÁBANO NEGRO	+39.4
POROS	+7.2	AGUACATE	+15.6		

MAÍZ	-9.6	PAPAS ALMACENADAS	+0.2

FRUTAS

PIÑA	-12.6	UVA PASA CORINTO	-8.2	CEREZA DULCE	-3.6
PLÁTANO MADURO	-10.1	UVA MADURA	-7.6	MELÓN CANTALOUPE	-2.5
PERA	-9.9	UVA PASA NEGRA	-6.1	UVA PASA ROJA	-2.4
DURAZNO	-9.7	FRESA	-5.4	TORONJA	-1.7
CHABACANO	-9.5	ARÁNDANO	-5.3	SANDÍA	-1.0
PAPAYA	-9.4	FRAMBUESA	-5.1	COCO FRESCO	+0.5
NARANJA	-9.2	CIRUELA AMARILLA	-4.9	CEREZA ÁCIDA	03.5
MANGO	-8.7	DÁTIL	-4.7	PLÁTANO VERDE	04.8
MANDARINA	-8.5				

GRANOS ORGÁNICOS, LEGUMBRES FRESCAS

ARROZ INTEGRAL	-12.5	LENTEJAS	+0.6	FRIJOLES	+12.3
TRIGO	-10.1	HARINA DE SOYA	+2.5	SOYA GRANULADA COCIDA	+12.8
TRIGO SARRACENO	-0.5	TOFU	+3.2	FRIJOLES DE SOYA	
MIJO	-0.5	CHÍCHARO CHINO	+12.0	DESHIDRATADOS	+26.5
ESPELTA	-0.5	SOYA FRESCA	+12.0	LECITINA DE SOYA PURA	+38.0

POTENCIAL APROXIMADO DE ACIDEZ DE ALGUNOS ALIMENTOS

NUECES Y SEMILLAS

NUEZ	-8.0	AVELLANAS	-2.0	SEMILLAS DE COMINO	+1.1
SEMILLAS DE CALABAZA	-5.6	SEMILLAS DE LINO	-1.3	SEMILLAS DE HINOJO	+1.3
SEMILLAS DE GIRASOL	-5.4	NUECES DE BRASIL	-0.5	ALMENDRAS	+3.6
NUECES DE MACADAMIA	-3.2	SEMILLAS DE AJONJOLÍ	+0.5		

NUECES

PISTACHES	-16.6	CACAHUATES	-12.8	NUECES DE LA INDIA	-9.3

GRASAS

MARGARINA	-7.6	ACEITE DE MAÍZ	-6.5	MANTEQUILLA	-3.9

LECHE Y DERIVADOS

QUESO MADURO	-18.3	QUESO FRESCO	-17.3	CREMA DE LECHE	-3.9
LECHE HOMOGENEIZADA	-1.0	SUERO	+3.1		

ANIMALES

CERDO	-38	CERDO	-20	HUEVOS	-5
TERNERA	-35	PESCADO DE MAR	-20	OSTRAS	-3
CARNE DE RES	-34.5	POLLO	-20	HÍGADO	

ANIMALES

EDULCORANTES ARTIFICIALES	-3.35	FRUCTOSA	-9.5	JARABE DE ARROZ	-8.7
AZÚCAR REFINADA	-17.6	LACTOSA	-9.4	MIEL	-7.6
AZÚCAR DE BETABEL	-15.1	JARABE DE MALTA	-9.3		

BEBIDAS

BEBIDAS ALCOHÓLICAS	-28.6 a -38.7	TÉ NEGRO	-27.1	CAFÉ	-25.1
		CERVEZA	-26.8	VINO	-16.4
JUGO DE FRUTAS CON AZÚCAR REFINADA	-33.4	JUGO DE FRUTAS NATURAL (empacado)			-8.7

PANES Y PASTELERÍA

PAN BLANCO	-10	PAN INTEGRAL	-4.5	PAN DE CENTENO	-2.5

CONDIMENTOS

VINAGRE	-39.4	MOSTAZA	-19.2	SALSA DE JITOMATE	-12.4
SALSA DE SOYA	-36.2	MAYONESA	-12.5		

LOS GRUPOS DE ALIMENTOS VITALES

Teniendo como base su poder nutricional, su influencia en el balance ácido-alcalino y su capacidad para proporcionarnos energía vital, hemos categorizado tres grupos de alimentos integrales que son los que mejor le sientan a nuestro cuerpo y a nuestra salud. Esta guía nos ayudará a distinguir cuáles alimentos incorporar con mayor énfasis en nuestra alimentación diaria.

Los alimentos clasificados en muy alta y alta vitalidad nutricional conforman la base de una alimentación en verdad saludable y vital.

MUY ALTA VITALIDAD NUTRICIONAL
[comer abundantemente]

VEGETALES DE HOJA VERDE: kale o col rizada, espinacas, arúgula, acelgas, berros, hojas de brócoli, hojas de coliflor, hojas de betabel, hojas de nabo y hojas de mostaza.

OTROS VEGETALES VERDES: lechuga de roble, lechuga batavia, lechuga romana, col china, repollo, brócoli, espárragos, ejotes, chícharo chino, chícharos, hinojo y endivias

HIERBAS: perejil, cilantro, hinojo, salvia, romero, tomillo, menta, hierbabuena, albahaca y estragón.

ALGAS: wakame, dulse, kombu, nori, hijiki, espagueti de mar y lechuga de mar.

FRUTAS: Limón, toronja, arándano, frambuesa y otras bayas.

GERMINADOS: Lentejas, judía mungo (soya verde), alfalfa, rabanitos, fenogreco, garbanzos, brócoli, cebolleta, semillas de girasol, berros, azukis, cilantro, etcétera.

HIERBAS DE CEREALES: hierba de trigo, de centeno y de alfalfa.

FERMENTADOS: miso, tempeh, pepinilos, sauerkraut, kimchi, humus de garbanzo germinado y pepinillos.

BEBIDAS ENZIMÁTICAS PROBIÓTICAS: kéfir de agua, rejuvelac, kombucha, tepache, yogur vegetal de semillas.

JUGOS VERDES: en los que predominan las hojas verdes (enumeradas arriba). El tallo del apio surte los mismos efectos que su hoja.

OTRAS BEBIDAS: agua de coco.

SEMILLAS: lino, chía, calabaza, girasol, cáñamo, ajonjolí.

PRODUCTOS DE LAS ABEJAS: polen, jalea real, propóleo.

ALTA VITALIDAD NUTRICIONAL
[comer regularmente]

FRUTAS: aguacate, fresas, ciruelas, melones, kiwis, manzanas, cerezas, piñas, duraznos, chabacanos, peras, uvas, naranjas, mandarinas, granadas, y plátanos.

LEGUMBRES: azukis, lentejas, frijol rojo, frijol pinto, chícharos, garbanzo, haba, soya verde.

RAÍCES: nabo, colinabo, betabel, zanahoria, rábanos, chirivía, daikon, camote, chayote, yuca, jícama, ajos y cebollas.

OTROS VEGETALES: berenjena, calabacitas, pimientos rojos, verdes y amarillos, coliflor, tomates, alcachofas, calabaza, poros, ajos tiernos.

HONGOS: shitake, portobello, enoki, champiñones, setas de cardo.

GRANOS: quinoa, amaranto, trigo sarraceno, arroz rojo, integral y negro, mijo y teff.

LECHES VEGETALES: almendras, alpiste, avena, arroz, avellanas, quinoa, ajonjolí, nueces de la India, coco

FRUTOS SECOS: nueces, almendras, nueces de la india, nueces pecanas, macadamias, piñones, nueces de Brasil, avellanas, castañas.

DE LAS ABEJAS: miel.

MENOR VITALIDAD NUTRICIONAL
[comer moderadamente]

PESCADO AZUL: salmón, trucha, caballa, jurel, arenque, boquerones y otros peces grasos.

Es importante que sepas que cuanto más grande es un pescado, más metales pesados tóxicos contiene.

CARNES de procedencia orgánica.

POLLO Y HUEVOS de animales criados en libertad y de forma orgánica.

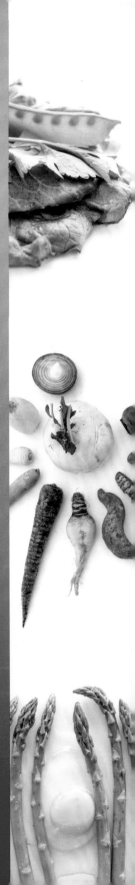

SUPERALIMENTOS

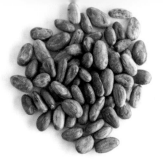

MICROALGAS: chlorella, espirulina, fitoplancton marino y alga verde azul. Tienen altísima proteína biodisponible (60%), extraordinaria concentración de clorofila, contienen ocho aminoácidos esenciales y otros diez adicionales. Grandes depuradores y excelentes para desintoxicar la radiación (chlorella). El fitoplancton es la mejor fuente vegetal de omega 3 (DHA, EPA) para fortalecer el sistema inmune.

SETAS MEDICINALES: proveen todo un arsenal de propiedades nutricionales, en particular por su alto contenido en polisacáridos.

Reishi: Estimula el sistema inmune, es calmante y tónico vital.

Maitake: Antitumoral, baja la presión sanguínea y sube el colesterol bueno (HDL).

Cordyceps: Adaptógeno, incrementa el flujo de oxígeno, apoya las suprarrenales.

Chaga: Anticancerígeno, antitumoral, fortalece la inmunidad, antiinflamatorio.

RAÍCES:

Maca: Adaptógeno, gran fuente de energía y proteína. Contiene veinte aminoácidos.

Gingseng: Poderoso adaptógeno, vitalizador, restaurador y rejuvenecedor, fortalece el sistema inmune, antiradiación y calmante.

Astrágalo: Tónico de autoinmunidad, fortalece pulmones, mejora el metabolismo, reduce el estrés.

Yacon: Prebiótico con el más alto nivel conocido de fructoolisacáridos (FOS), edulcorante de bajo nivel calórico, promueve la absorción de calcio.

FRUTOS:

Cacao crudo: Excepcional antioxidante y la mayor fuente conocida de magnesio.

Bayas de Goji: Longevidad; fuerza; antioxidante; contiene 18 aminoácidos (ocho esenciales), 21 minerales y vitaminas B y E.

Camu camu: Potente antioxidante por su alto contenido de vitamina C, fortalece el sistema inmune.

Açaí: Rico en antioxidantes de color azul, alto contenido de omega 3 y omega 6, además de omega 9, potenciador de las células madre, anticancerígeno.

Noni: Contiene poderosos antioxidantes, potenciador del sistema inmune, su jugo es una excelente bebida enzimática, antimicrobiana y fungicida, regenerador celular.

FLORES:

Tienen una energía sutil muy poderosa y al mismo tiempo cualidades curativas específicas. Nombramos algunas de ellas para que recuerdes integrarlas en tu alimentación, pero hay todo un mundo de posibilidades por descubrir.

Diente de león: Antioxidante, rico en flavonoides, vitaminas B, E y C.

Violeta: Antiinflamatoria y antioxidante.

Pétalos de rosa: antioxidantes, antiinflamatorios, ricos en vitaminas A, B y E.

HIERBAS:

Gynostemma: Es una hierba medicinal superior, contiene 120 saponinas moduladoras de la inmunidad. Adaptógeno y antioxidante.

Shilajit: Musgo medicinal que contiene más de 80 minerales y ácido fúlvico para desintoxicar el cuerpo. Mueve minerales hacia los músculos, tejidos y huesos.

Moringa: Rica en nutrientes, antioxidante, modulador del azúcar en la sangre y del colesterol, antiinflamatorio, purificador de arsénico en el cuerpo.

OTROS:

Ajo negro: potenciador de la salud cardiovascular y del sistema inmune (combate virus, parásitos, hongos y bacterias).

Aloe vera: de la familia de las suculentas, excelente tónico digestivo indispensable en dietas de reducción de peso, rico en polisacáridos que actúan como lubricantes de las articulaciones, modulador de la inmunidad, rico en micronutrientes, enzimas y fitonutrientes, regenerador celular y excelente protector del estómago, para quien toma pastillas a diario.

Zeolita: Limpiador de metales pesados y químicos malignos, antiviral, anticáncer.

HIERBAS, ESPECIAS Y CONDIMENTOS

Excelentes para dar sabor y con grandes efectos nutricionales y terapéuticos:

romero, eneldo, salvia, hinojo, tomillo, laurel, menta, pimienta cayena, pimienta negra, albahaca, comino, cúrcuma, canela y nuez moscada.

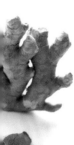

VEINTE PASOS PARA EL CAMBIO

- REDUCE O ELIMINA -

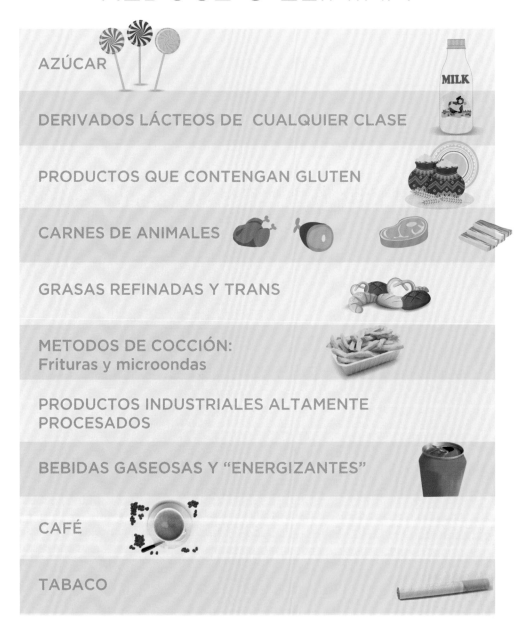

AZÚCAR

DERIVADOS LÁCTEOS DE CUALQUIER CLASE

PRODUCTOS QUE CONTENGAN GLUTEN

CARNES DE ANIMALES

GRASAS REFINADAS Y TRANS

METODOS DE COCCIÓN:
Frituras y microondas

PRODUCTOS INDUSTRIALES ALTAMENTE
PROCESADOS

BEBIDAS GASEOSAS Y "ENERGIZANTES"

CAFÉ

TABACO

✚ INCORPORA O AUMENTA ✚

AGUA PURA: Desde la primera toma en ayunas y durante todo el día

PROBIOTICOS Y ENZIMAS DIGESTIVAS

DESAYUNO VERDE: Jugos verdes

ENSALADA: En todas las comidas

GERMINADOS: Vida para tu comida

ALGAS: El sol en tus manos

CEREALES Y PASTAS INTEGRALES SIN GLUTEN

FRUTOS SECOS Y SEMILLAS

BEBIDAS Y LECHES VEGETALES

ALIMENTOS ORGÁNICOS: Locales y de temporada

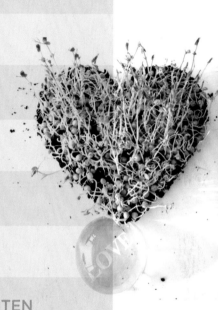

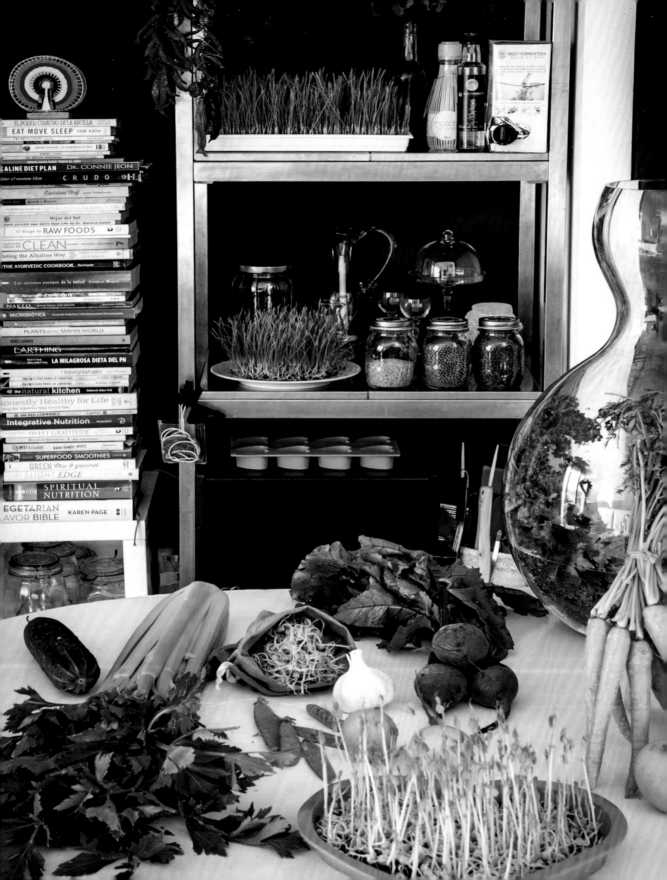

"EL SECRETO PARA AVANZAR ES EMPEZAR"

CAPÍTULO 3

REDISEÑA TU COCINA

La cocina de hoy suele estar diseñada para un estilo de vida en el que predomina la prisa, el estrés, la comida rápida y las ideas que nos bombardea nuestra sociedad de consumo acerca de la manera de alimentarnos.

Para crear una cocina vital se requiere hacer una profunda y nueva revisión, selección y ubicación de los productos para dar protagonismo a los nuevos elementos vitales. La calidad de vida a la que apuntamos ha de ser fácil de sostener, práctica, visualmente agradable y muy sencilla de preparar en cualquier momento.

¿CÓMO ES UNA COCINA CONVENCIONAL?

En general, hay estantes altos donde se guardan productos según criterios no muy claros. Estas repisas normalmente son demasiado profundas y hay cosas al fondo que no ves. Allí guardamos comida enlatada, pasta, harinas, arroces, botes de leche, cajas de productos abiertos, y otros alimentos a veces durante meses o incluso años.

En los estantes bajos se guarda otro montón de cosas como utensilios de cocina, productos de limpieza o el bote de la basura, por lo regular hay uno o varios muebles de cajones donde se guardan cubiertos, mantelerías, paños de cocina y algún cajón donde acaban las cosas que no tienen un lugar concreto. Entre los aceites y aderezos generalmente hay alguno que ya esta rancio o no lo usas desde hace mucho y con seguridad nunca usarás, pero ahí sigue. Las especias pueden o no estar a la vista pero si te fijas, casi seguro, siempre acabas usando las mismas y muchas de las otras están ya apelmazadas.

En una cocina convencional también es frecuente tener una encimera, un horno, un refrigerador, un microondas (¡qué miedo!), quizá también un lavavajillas y en el mejor de los casos algún robot de cocina. Éstas son las configuraciones que conocemos y generalmente invitan a repetir siempre los mismos movimientos, que no inspiran la vida saludable y creativa.

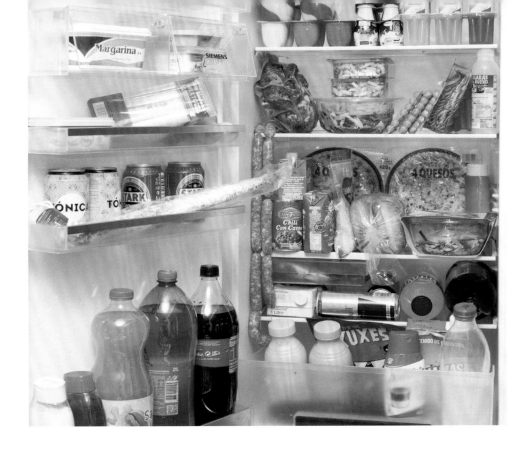

REVISEMOS EL REFRIGERADOR CONVENCIONAL

Cuando abres el refrigerador te encuentras con que entre la altura de los ojos y el corazón están las cosas que probablemente más perjudican: quesos, carnes frías, embutidos, mantequillas, jugos procesados, bebidas gaseosas, leche, huevos, mermeladas, pan de molde, etcétera.

Lo siguiente más visible son salsas de todo tipo. La verdura está abajo en el cajón de la verdura, ¿verdad?, y probablemente a este cajón le cueste abrir o esté roto, ¿te suena?, y por norma general siempre al fondo hay algo que está mustio.

El diseño de las cocinas convencionales, incluso las más modernas, necesita revisión para convertirlas en cocinas vitales. Una cocina es un espacio alquímico, un laboratorio, un templo. Es el lugar desde donde creas la nutrición para tu cuerpo y el de tu familia. Es el lugar de la casa que siempre ha sostenido el hogar. Es un espacio vivo.

Recuerda que tu cocina es el reflejo de cómo te nutres, de cómo vives.

Para empezar a cambiar tu cocina y acomodarla hacia un nuevo planteamiento de vida se ha de empezar desde el centro mismo de este espacio: tu corazón.

La comprensión del concepto de vitalidad y su aplicación en la vida diaria requieren conocimiento, claridad y acción.

LA VERDADERA REVOLUCIÓN EMPIEZA EN LA COCINA

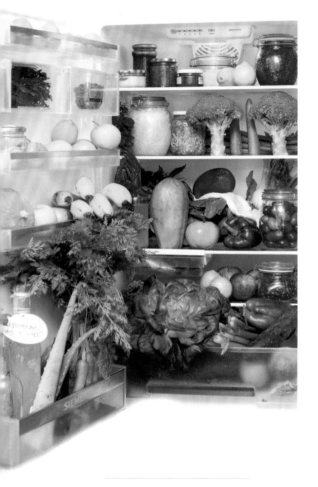

Si quieres empezar a cambiar, pon manos a la obra.

• Tómate una tarde o mañana libre y saca todo de los armarios y el refrigerador.

• Observa y analiza los productos que hasta ahora se han consumido en tu casa. Lee ingredientes y fechas de caducidad y decide qué hacer con todo ello. Lo mejor que podría pasar es que acaben en la basura todos los productos que ahora entiendes que no te convienen.

• Abre tu refrigerador y límpialo muy bien. Déjalo vacío para seguir los pasos indicados más adelante en este capítulo.

• Saca todos tus utensilios, y las máquinas que alguna vez compraste, pero no usas porque lavarlas te da pereza, quizá alguna de ellas va a pasar a ser protagonista. Elimina cualquier olla o sartén de aluminio, tira a la basura cualquier olla o sartén desconchada o con óxido. Elimina las sartenes de teflón. Los cubiertos y utensilios que no estén en buenas condiciones o no les veas el uso, sácalos de tu cocina. Revisa la sección de utensilios (véanse las páginas 76 y subsecuentes) para ayudarte a reconocer lo que es de utilidad en tu nueva cocina.

• Deshazte del microondas.

Cuando tengas toda la cocina vacía y hayas seleccionado las cosas que vas a dejar, toma una respiración profunda.

Regálate una sonrisa y observa el placer de empezar a ser consciente y a cuidarte más.

10 PASOS HACIA UNA COCINA VITAL

1 · Al llegar de la compra, lava la verdura y la fruta fresca, incluso si son orgánicas, pues no se sabe a qué manipulación se ha sometido. Pon todo en remojo con vinagre durante diez minutos, déjalo escurrir sobre paños de algodón y luego envuélvelo húmedo en trapos de algodón. Quedarán listas para consumir en cualquier momento. De esta manera se conservan muy bien durante bastantes días.

2 · En las alacenas coloca los nuevos ingredientes con criterio de uso. Póntelo fácil. Por ejemplo: granos y legumbre juntos. Aceites, vinagres, gomasios, algas y todo lo necesario para aderezos en un mismo lugar. Al colocar las especias, sé selectivo con lo que tienes y añade las tinturas que puedes añadir en tus aderezos, como diente de león, cardo mariano, etcétera.

3 · Abre el refrigerador y rediseña los espacios. Elige los lugares más visibles para los ingredientes más vitales, así los tendrás a primera vista al abrir la puerta; ha de vibrar pura vida cuando veas tu nueva nevera. Guarda en el cajón de abajo las cosas que no son muy sanas y que aún vas a usar, pero no con tanta frecuencia.

4 · Integra entre tus utensilios al menos un cuchillo de cerámica y un pelador, para empezar.

5 · Recicla tarros de cristal, vas a ver la cantidad de usos que les das: para guardar tus marinados, salsas, patés, gomasios, leches vegetales, germinados, etcétera. Las bolsas ziplock también son una opción reusable, aunque siempre resulta mejor el cristal que el plástico.

6 · Pon a la vista la licuadora y la batidora, pues las vas a usar mucho.

7 · Crea el espacio para hacer tus germinados. Un escurridor de platos de madera es ideal por la inclinación.

8 · Crea un ambiente de frutas y verduras a la vista en tu cocina.

9 · Separa tu basura. Ten una bolsa o un bote para los desechos orgánicos, una para el plástico, una para el papel y el cartón y otra para desechos varios. El cristal también va por separado. Verás que esto te hará más consciente de tu consumo.

10 · Procura irte a la cama con la cocina limpia. Es un acto de respeto.

La actitud con la alimentación refleja nuestra actitud en la vida.

LOS UTENSILIOS

En una cocina vital es básico que los utensilios que utilices sean de la mayor calidad. No obstante, lo importante es empezar a preparar tus recetas y probar diferentes cosas aun cuando sea con los utensilios que estén a tu alcance. Es importante ser consciente de la toxicidad de los propios electrodomésticos y utensilios para descartar los más nocivos y poco a poco ir adquiriendo los que van a potenciar la vitalidad de tus recetas.

En este capítulo te mostramos un catálogo de opciones de los aparatos eléctricos aconsejados en una cocina vital. Puedes hacer tus batidos y patés con una simple batidora de mano, que es muy barata, o con otras de mayor potencia, que requieren una inversión más alta.

Unos buenos utensilios son muy importantes para realizar tus preparaciones con facilidad y creatividad.

Es necesario saber que la mayoría de las ollas y sartenes de cocinar convencionales desprenden metales tóxicos a la comida, y por ello cuando comes estás introduciendo una fracción de estos metales en tu organismo. En la medida de lo posible utiliza utensilios que no te contaminen. Debes revisar las opciones y elegir los utensilios en función de su limpieza al cocinar y la vitalidad que conservan los alimentos cuando los usas.

Una licuadora normal centrifuga, corta la verdura y la fruta oxidándola de inmediato, pues pasa a alta velocidad por una cuchilla, a diferencia de una extractora de presión en frío, la cual no sólo no oxida sino que además ayuda a conservar los nutrientes hasta por dos días después de su preparación, lo cual es muy práctico para poder tomar jugos durante algún tiempo después de haberlos preparado. De cualquier manera, es mejor tomar un jugo de licuadora normal que no tomarlo.

Las bolsas de algodón, lino o cáñamo se usan para hacer germinados porque mantienen mucho la humedad; las bolsas de muselina se usan para hacer quesos de semillas y leches vegetales; las telas de algodón te sirven para envolver las verduras una vez lavadas y mantener la humedad, tienen coste muy reducido y las vas a usar muchísimo. Si puedes, consigue algodón orgánico.

En los tarros de cristal reciclados puedes guardar tus marinados, patés o restos de comida que quieras conservar en el refrigerador. Son muy útiles para llevar al trabajo y los puedes usar muchas veces. Son perfectos para llevar un jugo, tentempiés o el almuerzo de una forma muy limpia y práctica.

Aquí te mostramos una variedad de utensilios y máquinas para que puedas elegir lo que más te convenga.

PARA BATIR:

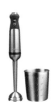 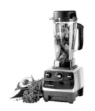 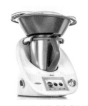

DE MANO DE VASO DE ALTA POTENCIA ROBOT DE COCINA

PARA EXPRIMIR:

 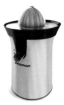

MANUAL ELÉCTRICO

PARA LICUAR:

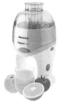 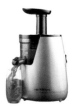 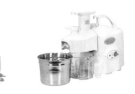

POR CENTRIFUGADO POR PRESIÓN EN FRÍO POR DOBLE PRESION

PARA DESHIDRATAR:

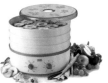 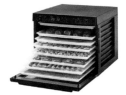

REDONDO CUADRADO

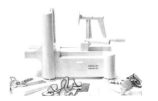 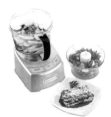

PARA HACER ESPAGUETI DE VEGETALES: ESPIRALIZADOR **PARA MOLER:** MOLEDOR DE SEMILLAS **PARA HACER PATÉS Y CREMAS DENSAS:** PROCESADOR DE ALIMENTOS

GRAFICA 15. **UTENSILIOS ELÉCTRICOS**

GRÁFICA 16. **UTENSILIOS DE COCCIÓN**

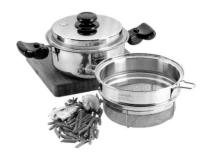

DE ACERO Y TITANIO

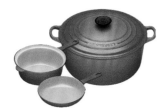

DE HIERRO Y CERÁMICA

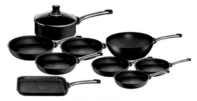

DE HIERRO

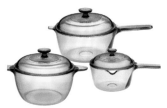

DE CRISTAL

UTENSILIOS BÁSICOS

1. Dispensador de helado o bolas de cereales
2. Sacapuntas pequeño de zanahoria
3. Espiralizador de raíces
4. Brocha de barnizar
5. Espátula
6. Espátula de madera
7. Cucharas medidoras
8. Palillos de cocinar
9. Pinzas de bambú para cocinar
10. Pinzas de acero para cocinar
11. Pinzas de acero para decorar
12. Circulos para emplatar
13. Cucharas de madera de varios tamaños
14. Rallador
15. Utensillo para sacar la piel de los cítricos
16. Rueda para cortar galletas y pizza
17. Mandolina
18. Huevo de metal para hacer té
19. Colador pequeño
20. Mortero
21. Papel para hornear
22. Elásticos
23. Botes de cristal de varios tamaños
24. Muselina para tapar botes para germinados
25. Cuchillos de cerámica
26. Pelador de cerámica
27. Bolsas de algodón para guardar verduras
28. Bolsa de cáñamo para hacer germinados
29. Bolsa muselina para hacer leches y quesos
30. Jarra de cristal medidora
31. Bolsas de plástico con cierre

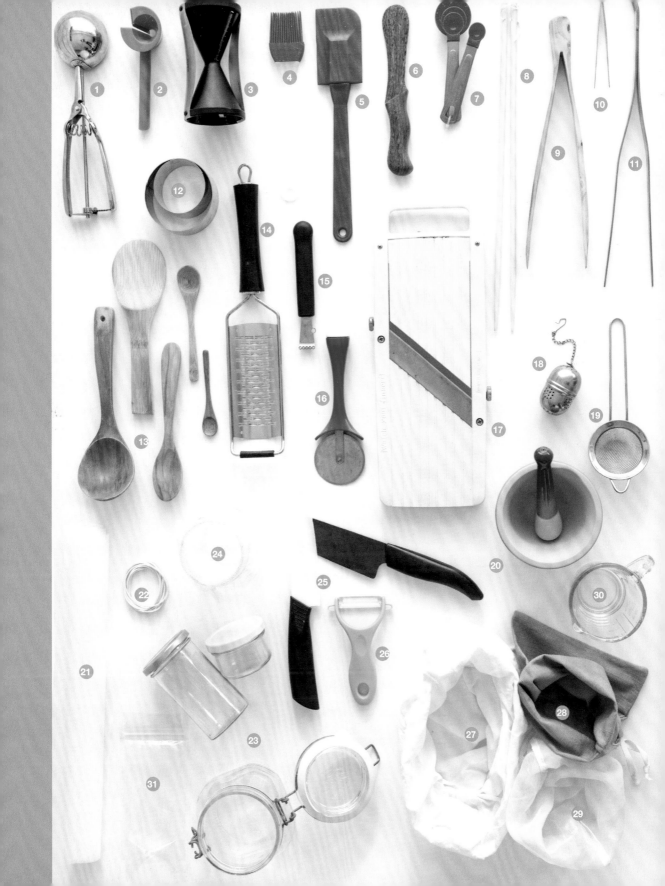

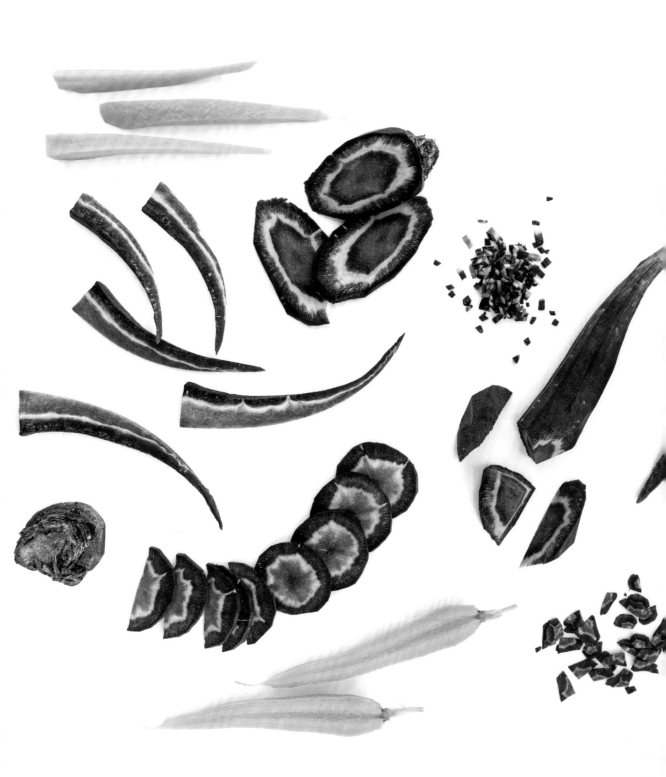

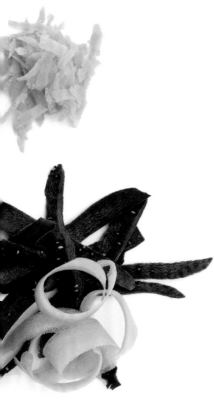

EL CORTE Y SU EFECTO

Una misma verdura puede expresarse de diferentes maneras según la cortemos.

Los cortes determinan la energía que transmite y la belleza que le añade al plato.

Cortar es uno de los mayores placeres en la cocina, pues te conecta con la forma y esencia de cada ingrediente vivo.

Recomendamos observar las raíces, la verdura y la fruta, y ver cuál es el corte que pide para potenciar su belleza y forma. Hay técnicas básicas para el corte, como se muestra en la foto adyacente.

En el caso de un pimiento, por ejemplo, es importante observar su forma y saber qué queremos preparar con él, ¿va a ser un contenedor que queremos rellenar?, ¿necesitamos finas rebanadas para ensalada o trozos grandes para sofreír?

Una flor de brócoli en sí tiene una forma que pide un corte por flor, pero también puedes extraer sólo sus florecillas para hacer con ellas un rebozado crudo o cortar el tronco en finas rebanadas diagonales para marinar. También puedes omitir cualquier corte y servirla completamente entera sin cortar.

Por otra parte, una hoja de kale es hermosa entera y a la vez tiene múltiples formas de expresarse: sacándole el tallo y generando dos láminas verdes para envolver, cortándola en finas tiras, masajeándola, cortada en cuadritos pequeños, etcétera.

El corte en los ingredientes es básico para el éxito del sabor de tu plato, la textura, la consistencia y la belleza del emplatado.

Prueba, sólo necesitas un buen cuchillo y un pelador, de preferencia cerámicos.

Recuerda que los cuchillos cerámicos no oxidan la verdura ni la fruta y son una delicia de usar. Si quieres tener más recursos de corte, una mandolina para hacer rebanadas finas es importante.

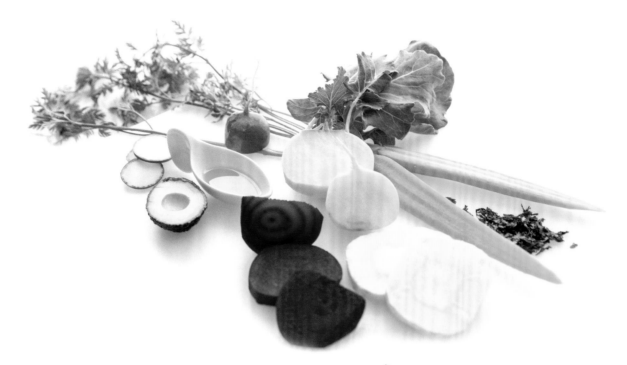

INGREDIENTES BÁSICOS EN LA COCINA VITAL

VEGETALES

Apio · Pepino · Brócoli · Calabacita · Lechugas ·
Hojas verdes: espinacas, kale y otras ·
Raíces: remolacha, zanahoria, nabo ·
Coles: morada, blanca, de bruselas · Pimientos ·
Setas: shitake, portobello, boletus

FRUTAS

Limones · Toronjas · Aguacates · Jitomates ·
Frutos rojos, también llamados frutos del bosque:
arándanos, frambuesas, etcétera · Plátanos ·
Manzanas · Peras · Papaya (si se produce en el
país donde vives) · De temporada

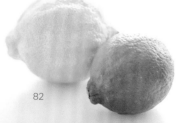

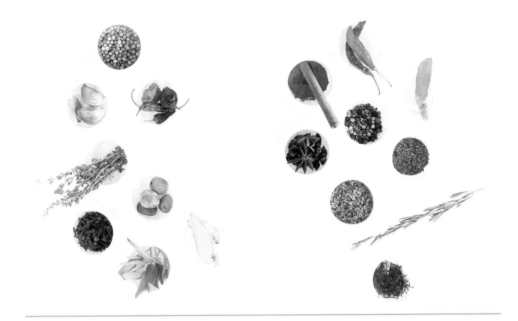

ESPECIAS

Cúrcuma · Jengibre · Romero · Tomillo · Salvia ·
Orégano · Hinojo · Comino · Canela · Clavo

TÉCNICAS

Fermentar · Batir · Extraer · Cortar · Masajear ·
Escaldar · Sofreír · Vapor · Moler · Marinar

ADEMÁS:

· Agua de calidad
· Aceites de primera presión en frío de oliva y coco
· Endulzantes de calidad y sal marina o del Himalaya
· Granos y legumbres orgánicos
· Harinas y pastas sin gluten
· Semillas (lino, chía, cáñamo) y frutos secos
· Algas
· Salsa de soya sin gluten (tamari) y miso
· Vinagre de manzana y de Umeboshi
· Leches vegetales

LOS CINCO, SEIS Y SIETE SABORES

SALADO

DULCE

AMARGO

ÁCIDO

SABOR LEVE

UMAMI

PICANTE

Antes de empezar esta sección ve a buscar una fruta jugosa.

Ahora mírala, huélela, acaricia tus labios con ella, siente su piel. Introdúcela en tu boca y no muerdas, espera y experimenta el deseo que se produce.

Ahora muerde y deja que sus jugos te invadan. ¿Como se siente?

En el acto de comer están implicados todos los sentidos.

RECEPTORES DEL SABOR EN LA LENGUA

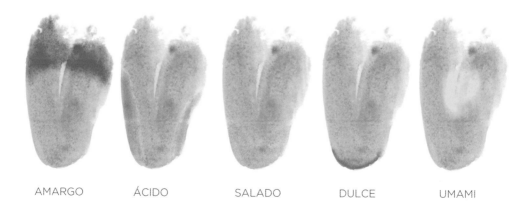

AMARGO   ÁCIDO   SALADO   DULCE   UMAMI

¿CÓMO NUTREN LOS SENTIDOS?

¿Cómo funcionan nuestros sentidos a la hora de valorar un plato?

El olfato es el primero en apreciar el alimento, de una forma sutil. La vista es el siguiente sentido que reacciona cuando el plato llega a la mesa.

Nos abre el corazón y dibuja una sonrisa si nos gusta lo que vemos. Por el contrario, si no nos gusta, sentimos un cierto enfado o decepción.

Volvemos al olfato y procedemos a sentir sus aromas de manera más clara y la boca empieza a segregar saliva. Ahí aparece el gusto.

El gusto se localiza en la boca y el principio de la faringe, y se detecta en los sensores que se encuentran en la lengua, es decir en las papilas gustativas. El ser humano tiene más de 10 000.

En la boca se comienza a segregar saliva y se activan todos los mecanismos químicos que van a intervenir en la digestión. El tacto juega dos papeles importantes al comer: la temperatura y la textura. Primero se siente la temperatura y luego se percibe la textura. Muchas veces, si la textura no es de nuestro agrado, aunque el sabor sea delicioso, se tiene resistencia a probar. Entonces comienza el espectáculo y entra en la boca el primer bocado.

En general, se habla de cuatro sensaciones o sabores primarios: ácido, dulce, salado y amargo. Umami sería la quinta y responsable de la intensidad de los sabores, aunque no suele catalogarse como sabor primario. Lo picante lo percibimos a través de la lengua como los sabores, pero no es un sabor sino una sensación de dolor. Hay otra sensación que en la cocina vital llamamos sabor leve; es la de lo espeso, que casi no tiene sabor y su neutralidad le permite fundirse con todos, manteniendo la textura de densidad y suavidad, como el alga agar-agar o el kuzu.

Haz entrenamientos de percepción en tu boca con los sabores. Refina tu conexión con los alimentos. Intima con tus sentidos.

SALADOS
LA SAL Y EL AGUA DE MAR

La sal es esencial para la vida.
No se puede vivir sin ella.

La mayoría de las personas no conocen las enormes diferencias entre la sal de mesa refinada de uso cotidiano y la sal natural saludable. Estas diferencias pueden contribuir a mantener tu salud, o por el contrario, a incrementar el riesgo de enfermedades que se podrían evitar.

La diferencia entre sal marina y sal refinada es gigante, ya que la primera es principalmente cloruro sódico mientras que la sal marina sin refinar, además del sodio y cloruro sódico, contiene una larga lista de minerales y algunos otros elementos, como oxigeno. La sal del Himalaya, al ser también en su origen sal marina, se distingue por su pureza debido a que es extraída a una altura sobre los tres mil metros. A la sal del Himalaya la caracteriza su color rosa.

Algunas personas demonizan la sal marina por no llevar yodo, pero debes saber que el yodo lo encuentras biodisponible en las algas y en cantidades más que suficientes para cubrir tu necesidad.

El agua de mar isotónica e hipertónica se puede comprar y es un mineralizante de máxima calidad. Contiene, por lo menos, 95 elementos de los 118 que actualmente tiene la tabla periódica. Bebiendo agua de mar aportamos a nuestras células muchos de los elementos que se necesitan para poder realizar bien todas sus funciones, Es un regenerador celular muy poderoso.

CREA TU SAL SABORIZADA

Crear la sal que vas a consumir es muy sencillo, y aporta una paleta de sabores a tus platos y ensaladas.

Es tan simple como utilizar una sal marina o del Himalaya de la mejor calidad y hacer mezclas interesantes. Para crear estas sales haz las combinaciones con las especias o hierbas que desees en un mortero y muélelas. Es conveniente guardar la sal mezclada en un tarro o bote de cristal para su conservación sin humedad.

Para elegir una buena sal, observa que se pegue al paquete, es decir, que esté un tanto húmeda.

A continuación tienes algunos ejemplos de sales hechas en casa:

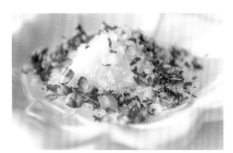

SAL DE MALVA Y ROSAS

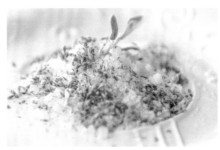

SAL DE SALVIA

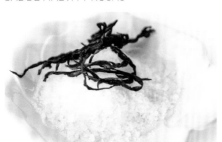

SAL DE WAKAME

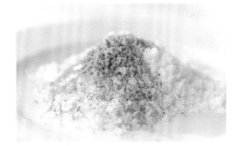

SAL DE CÚRCUMA

EFECTOS CURATIVOS DE LOS BAÑOS DE SAL

La piel es un órgano excretor que refleja, entre otras cosas, la salud del intestino. Cuando se toma un baño en salmuera, los minerales de la sal penetran en la piel en forma de iones. Dicha estimulación produce un crecimiento natural de las células vivas del organismo. Se equilibran puntos débiles desde el punto de vista bioenergético y el flujo de energía del cuerpo se activa. El baño en sal es una maravilla para sacar toxinas a través de la piel.

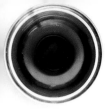
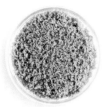
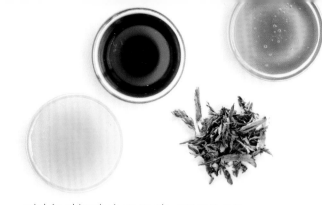

DULCE
¿QUÉ DULCES?

Lo dulce es una sensación amplia que empieza en la boca, pasa a la sangre y sube hasta el cerebro creando una sensación de confort. Endulzar es un hábito y en muchos casos una pésima adicción. Aunque hay varias opciones sanas para ello, es aconsejable que poco a poco vayas reduciendo el endulzado en aquello que bebes y comes. Hay muchos alimentos dulces por naturaleza que contienen el azúcar suficiente para que nuestro sistema funcione. Es importante elegir ingredientes naturales que son dulces y añadirlos a nuestros platos sin necesidad de adicionar un endulzante extra. Es una forma de reeducar a nuestro paladar y el cuerpo. Vas a desarrollar una mayor percepción de los sabores cuando esto ocurra, y descubrirás cómo el azúcar te esconde muchos sabores dentro de su potencia endulzante. Como ya hemos visto, la mayor parte de los endulzantes usados de forma extensiva no son opción, pues nos enferman Hay alternativas saludables y sin químicos para crear tu carta de dulces. (Véase la página 33, gráfica 6.) Acostumbra el paladar a reducir la necesidad de dulce. Elije con sabiduría.

El piloncillo o panela y el azúcar mascabado son opciones más limpias del consumo de azúcar refinada, ya que al menos están libres de químicos y blanqueadores. Las mieles y jarabes son opciones más saludables que el azúcar y con un índice glucémico menor, pero aún son azúcares potentes, entre ellos la miel de agave y el jarabe de arroz, de quinoa y de manzana. Es mejor si la

miel (o el jarabe) es cruda, aunque suele ser muy difícil de encontrar. Son ligeros y para postres se disuelven muy bien. La **miel de maple** es muy medicinal y nutritiva, es recomendable usarla a modo de tónico. La **miel** es medicina, especialmente si es cruda y de abejas que viven en libertad. Mira que la miel que compras sea pura y de procedencia consciente, no de fábricas de abejas. No la calientes nunca, pues pierde sus propiedades. Las opciones más recomendables que no tienen índice glucémico alto son:

El **yacon**, un jarabe extraído de una raíz de los andes; es medicinal en sí mismo además de endulzar.

El **xilitol**, extraído del abedul, y aun cuando tiene apariencia de azúcar blanca o refinada no lo es; por el contrario, es una joya para endulzar.

La **estevia**, procedente de la hoja de una planta medicinal y que además de endulzar tonifica la salud; su sabor es peculiar y no a todo el mundo le gusta. Cómprala verde, pues así sabrás que es el polvo directo de la hoja. Si lo ves blanco y en pastillitas eso no es estevia pura, puede que lleve alguno de los principios activos, pero estará altamente procesada y tal vez refinada.

El **azúcar de coco** es otra buena alternativa.

Sé dulce con la vida y no con lo que comes.

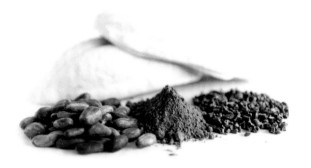

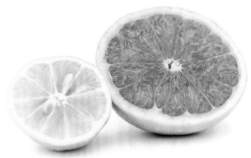

AMARGO

Los alimentos astringentes o amargos poseen propiedades cicatrizantes y antiinflamatorias. Esta cualidad es resaltada por la presencia de taninos que producen constricción y sequedad de los tejidos orgánicos, disminuyendo así la secreción y dando como resultado una sensación áspera en la boca.

Los principios amargos estimulan el apetito al actuar sobre el hipotálamo y aumentar los movimientos estomacales de secreción. Además de abrir el apetito, favorecen la digestión. Sucede por la producción de gastrina, una hormona que la activa al incrementar los movimientos peristálticos de los intestinos. Los principios amargos estimulan el buen funcionamiento del hígado.

Café, chocolate, cerveza, calabaza amarga, diente de león, berenjena, olivas, escarola, alcachofas, son algunos de los alimentos que encuadran en esta clasificación de sabor.

En la cocina lo amargo suele ser menos popular, pero bien preparado y en el momento adecuado es una medicina potentísima que proporciona un toque delicioso a los platos.

ÁCIDO

También se le llama agrio.

Es una experiencia gustativa que tiene diferencias de aceptación entre las personas. Para algunas es demasiado fuerte, mientras para otras es puro placer. Con el ácido la intensidad de la sensación gustativa es proporcional a la concentración de iones de hidrógeno. En otras palabras, cuanto más fuerte es el ácido, más intensa es la sensación.

Este sabor irrita ligeramente las mucosas y se produce secreción de gran cantidad de saliva bien fluida. La acidez es una de las características más importantes del vino.

Este sabor es fácil de reconocer porque se asocia a los frutos verdes, al vinagre, los cítricos y los fermentados.

El limón y la toronja son ácidos en la boca, pero en el cuerpo se convierten en alcalinos. No deben faltar en tu cocina.

De los vinagres, los más recomendables son los de manzana, Umeboshi, kombucha y arroz. Los vinagres de vino y balsámico tan utilizados son extremadamente acidificantes y deben evitarse.

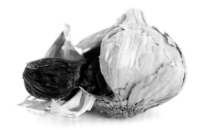

SABOR LEVE

(ESPESANTES)

Estos sabores leves son pura medicina y perfectos para la creación de texturas y consistencias espesas saludables y vitales.

KUZU es un almidón extraído de raíces volcánicas, molidas, lavadas y secadas al aire. Se utiliza mucho en la cocina macrobiótica por su capacidad para equilibrar la salud intestinal y apoyar en las terapias desintoxicantes de adicción a sustancias tóxicas. Es un espesante fácil de usar, que crea una textura de consistencia variable dependiendo de la cantidad que usemos y el propósito de la receta.

AGAR-AGAR es un alga; otra alternativa vegetal y vital para espesar creando texturas con transparencia y consistencia. Es la base para hacer "gelatinas" saludables, espesar salsas, sopas y cremas. Ideal para hacer cremas para pasteles.

Alcaliniza y depura el organismo.

El **PSYLLIUM HUSK** es una parte de la semilla del plantago utilizada para hacer remedios naturales. El psyllium absorbe agua y forma una masa voluminosa. Es excelente para combatir el estreñimiento e ideal como espesante de cremas o pasteles.

El **MUSGO IRLANDÉS** es otro espesante popular en la creación de tartas crudiveganas, y aporta una consistencia esponjosa muy particular.

UMAMI

¡Ummmmmm! es el sonido de este sabor, y su sentido es sabroso.

Umami es un sabor sutil pero de regusto prolongado y difícil de describir. Induce la salivación y una sensación aterciopelada en la lengua que estimula la garganta, el paladar y la parte posterior de la boca. El primer encuentro de un humano con el sabor umami ocurre al probar la leche materna. Una característica en común de alimentos umami es que contienen altos niveles de L-glutamato, un potenciador de sabor natural, que la industria ha intentado replicar con el químico glutamato monosódico, tan absurdamente utilizado hoy en día en la comida chatarra. (Véase la página 49.)

En los vegetales lo contienen algunos champiñones, el ajo negro, los tomates, los espárragos, el miso, la col china y la salsa de soya, entre otros. En los productos animales están el queso parmesano, las anchoas, el jamón ibérico y el bonito seco.

El **AJO NEGRO** y el **MISO** son estrellas umami del reino vegetal. Los dos son fermentados, pura medicina y buenos aliados para aderezos y salsas, para untar, crear sopas cruda y añadir a patés o a bebidas medicinales.

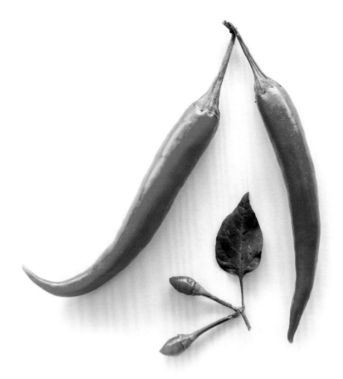

PICANTE
CALIENTE, CALIENTE

Los picantes han sido utilizados por la medicina natural desde la antigüedad para estimular la circulación sanguínea, promover la sudoración y mejorar la digestión, al igual que por sus propiedades antisépticas y antiinflamatorias.

Se utilizan en los países cálidos para regular la temperatura y mantener a raya los patógenos del sistema digestivo. Es una sensación a la que hay que acostumbrarse y preparar al cuerpo poco a poco.

Para los que nunca comen picante, un poquito ya es demasiado. Para los que les gusta el picante, comerlo levanta el ánimo.

Los chiles (y en especial la pimienta de cayena, que además es alcalinizante), usados en pequeñas cantidades, tonifican el organismo y por su efecto vasodilatador hacen que la sangre circule y las células se oxigenen.

El "picante" no se percibe a través de las papilas gustativas. Se percibe a través de otro tipo de receptores menos conocidos: los nociceptores, o vías del dolor, son terminaciones nerviosas carentes de las estructuras que las convertirían en "receptores sensoriales", y su función es responder a lo que va mal: un daño o irritación en algún tejido.

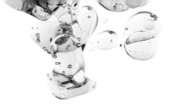

GRASAS BUENAS

En la mente de muchas personas está la errónea idea de que este grupo de alimentos son malos y que engordan. La publicidad en contra de las grasas ha sido tal que esta idea ha permeado la sociedad. La verdad es que desde que se creó la moda de "bajo en grasa", la población mundial no ha hecho otra cosa que engordar y enfermar más.

Es cierto que es un grupo de alimentos de alta densidad energética y por ello su consumo debe ser mesurado, pero no temas comerlos, ya que son alimentos excepcionales y deben ser parte de cualquier dieta saludable. Necesitamos la ayuda de estas grasas maravillosas, en especial para el desarrollo de nuestro cerebro, que está compuesto de forma mayoritaria por grasas buenas, y para el cuidado de nuestro sistema cardiovascular.

Aceites vegetales orgánicos de primera presión en frío, como los de lino, cáñamo y oliva, así como las nueces y las semillas, nos aportan estas grasas buenas que necesitamos.

PREPARA TUS ACEITES

Crear tus propios aceites añade mucha variedad de tonos y sabores para aderezar cualquier plato. **Lo más importante es elegir un buen aceite de primera presión en frío, de preferencia ecológico.**

Para preparar tus aceites sólo necesitas unas botellas de cristal y añadir los ingredientes que elijas para luego unirlos con el aceite y dejarlos macerar en la oscuridad. Después de una semana ya tienen el sabor de los ingredientes que hayas elegido y los puedes empezar a usar. Recuerda que al aceite no le conviene la luz, ni los cambios de temperatura bruscos, pues se enrancia. Lo mejor es mantenerlo en un lugar seco, fresco y oscuro.

Anímate a crear tus propios aceites de sabores.

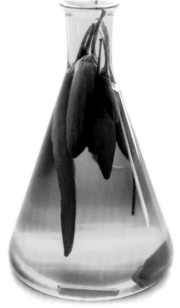

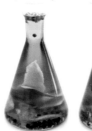

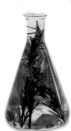

- Aceite de chiles varios
- Aceite de jengibre y cúrcuma
- Aceite de pimienta y ajo

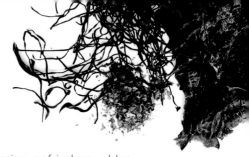

ALGAS

Los vegetales marinos contienen entre diez y veinte veces más minerales que los terrestres; son una fuente extraordinaria de calcio, potasio, hierro, yodo y magnesio.

Las algas hijiki, arame y wakame contienen cada una más de 10 veces la cantidad de calcio que la leche; la lechuga de mar contiene 25 veces más hierro que la carne de res, y el alga hijiki, ocho veces más hierro que la carne. Las algas kelp y kombu pueden tener entre 100 y 500 veces más yodo que los crustáceos, y entre 600 y 3 000 veces más que otros peces del mar.

Las verduras del mar son ricas en vitaminas A, B, C, D, E, K y en vitamina B_{12}, aun cuando esta última es muy controversial ya que no hay estudios suficientes para saber si en verdad puede ser absorbida por los humanos. Las algas contienen niveles de proteína superiores, carbohidratos complejos, enzimas, carotenos y gran cantidad de clorofila. Curiosamente, se ha encontrado que la composición mineral de los vegetales marinos es muy similar a la de la sangre humana, lo que los convierte en un gran alimento para fortalecer la sangre.

Las algas tienen también propiedades coadyuvantes en la disolución de grasas y mucosidades depositadas en el cuerpo, como consecuencia del consumo de animales y productos lácteos.

Las propiedades de las algas marinas son innumerables, pero vale la pena mencionar algunas de las más relevantes: son de naturaleza térmica enfriadora, ablandan las masas del cuerpo endurecidas, desintoxican, humedecen, son diuréticas, eliminan los residuos de radiación, actúan como limpiadoras linfáticas, alcalinizan la sangre, desatascan el hígado, son maravillosas para la glándula tiroides, son muy útiles en los programas para bajar de peso y estupendas para reducir el colesterol y el nivel de grasas en la sangre. Contienen geles mucílagos, como algina, carragenano y agar, que rejuvenecen los pulmones y el tracto intestinal. Se utilizan también para tratar inflamaciones y edemas de todo tipo. Son útiles en el tratamiento de tumores cancerosos y fibroides.

Existe una extensa variedad de algas marinas que van desde las microalgas hasta algas gigantescas, como puede ser una formación de algas kombu. Sus colores se relacionan con la profundidad a la que crecen y el consecuente impacto del sol que reciben. Las rojas, como el alga dulse, crecen en aguas profundas; las marrones, en aguas intermedias, y las verdes, en las menos profundas.

Debemos consumir algas con mucha frecuencia. La dosis diaria recomendada por persona es de unos cinco a quince gramos de peso en estado seco (antes de remojar).

Comer algas es una experiencia a descubrir. Añade algas a tus platos, sopas, guisos, ensaladas y *snacks*, y beneficia tu salud cada día.

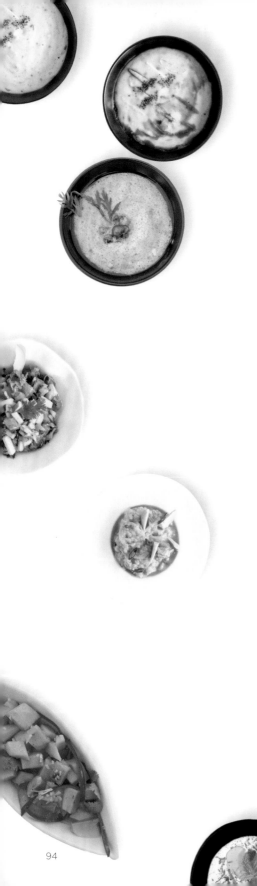

ADEREZOS Y SALSAS

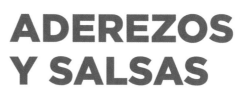

Muchas veces los aderezos y las salsas son el alma de una comida.

Para hacer una salsa redonda es recomendable siempre utilizar la combinación de sabores básicos: dulce, ácido, picante, amargo, salado y graso, y excepcionalmente añadir un toque de umami. Si combinas estos sabores cuando preparas un aderezo o una salsa, aunque la proporción sea mínima y predominen unos más que otros, se consigue redondear el sabor de una forma perfecta.

La diferencia entre un aderezo y una salsa es la consistencia y la textura.

El aderezo es más ligero y diluido; la salsa, más espesa o con trozos de alguno que otro ingrediente.

Las salsas y los aderezos se pueden hacer fácilmente en el momento de utilizarlos, y algunos de ellos pueden estar en el refrigerador desde un par de días hasta una semana. Tener aderezos y pestos preparados es una sencilla y rápida solución cuando queremos un tentempié, una ensalada o algo fácil de elaborar porque nos falta tiempo. Son elementos muy versátiles en la cocina.

Puedes preparar cualquier plato de forma muy sencilla: una ensalada, verdura escaldada o al vapor, o verdurita cortada tipo "crudités" para comer como tentempié, y con tan sólo añadir una salsita quedará delicioso.

Es ideal para llevar a la oficina, pues necesitas apenas un frasco de cristal para la salsa y otro recipiente para poner tus verduritas cortadas crudas; así tendrás un refrigerio maravilloso y saludable.

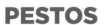

PESTOS

El pesto tradicional es de origen italiano y se hace con albahaca, piñones, aceite de oliva, ajo, sal y parmesano. Cuando escuchamos "al pesto", nos viene enseguida esta receta al paladar.

El pesto en la cocina vital es un elemento básico para crear sabores ricos y familiares, al ser su espectro de creación muy amplio. La base, aparte de la albahaca tradicional, puede ser de espinacas, hojas de zanahoria, cilantro, arúgula, hojas de col verdes o kale, perejil, diente de león fresco, etcétera. Cualquier hoja verde sirve de base y sólo debes tener en cuenta su grado de amargor para suavizarla a tu gusto con otras más ligeras en caso de ser necesario.

Los piñones los puedes sustituir por nueces de Brasil, almendras, macadamia, pistaches, semillas de calabaza y girasol o avellanas. Puedes también añadir jengibre o cúrcuma para darle un toque sanador y antiinflamatorio.

El aceite de oliva es lo más recomendable por el sazón mediterráneo y la proximidad con el pesto original. También puedes combinarlo con otros aceites medicinales, como el aceite de lino o aceite de coco, añadiendo un chorrito.

Permanecen frescos en el refrigerador de una semana a diez días envasados en frascos de cristal, siempre y cuando estén cubiertos de aceite.

RECETAS DE PESTOS DE HOJAS VERDES VARIADAS

PESTO DE ARÚGULA

INGREDIENTES PARA DOS PERSONAS

150 g de arúgula fresca · 100 g de espinacas frescas 75 g de nuez de macadamia · Una cucharadita de wasabi · Una cucharadita de vinagre de arroz · Una cucharadita de tamari (o salsa de soya, en su defecto) · Una pizca de sal · 100 ml de aceite de coco · Una cucharadita de aceite de ajonjolí tostado

Bate las nueces con el wasabi, el vinagre de arroz y el tamari. Añade las hojas verdes y el wasabi, y una pizca de sal. Puedes añadirle tres cucharadas de levadura nutricional o semillas de linaza molidas. Mezcla bien. Vierte la mezcla en un tarro de cristal, cubre con aceite y cierra bien para su conservación.

PESTO DE ESPINACAS

INGREDIENTES PARA DOS PERSONAS

200 g o un manojo de espinacas · Un ajo pequeño Una rodaja de jengibre · 100 g de nueces de Brasil 100 ml de aceite de oliva · Una pizca de sal marina

Bate las nueces con el ajo y el jengibre. Añade las espinacas y mezcla agregando un poco de sal. Coloca en un frasco de cristal y adiciona el aceite dejando la mezcla sumergida. Cierra bien el frasco.

PESTO DE PEREJIL

INGREDIENTES PARA DOS PERSONAS

150 g o un buen manojo de perejil · Un ajo · Un trocito de cúrcuma fresca o una puntita si es en polvo · 100 g de avellanas sin tostar · 100 ml de aceite de oliva · 30 ml de aceite de aguacate u otro aceite · Una pizca de sal marina

Bate las avellanas con la cúrcuma y la sal. Añade el perejil y mézclalo. Pon todo en un frasco de cristal y agrega el aceite hasta dejar el pesto sumergido.

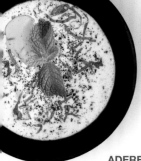

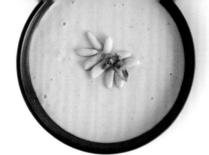

ADEREZO DE COCO Y LIMÓN

INGREDIENTES PARA DOS PERSONAS

100 ml de leche de coco · 2 limones · 1 rama de menta fresca · ½ pepino · 1 pizca de pimienta negra · 1 pizca de sal · 5 gotas de jarabe

Exprime los limones y ralla la cáscara de medio limón. Corta las hojas de menta en tiras finas y medio pepino en tacos de un centímetro, y mézclalo todo con la leche de coco. Salpimenta.

Para servir agrega algunas tiras de menta y una ramita, también algunas tiras de la cáscara de limón rallada.

MAYONESA DE PIÑONES

INGREDIENTES PARA DOS PERSONAS

1 cucharada de aceite de oliva · 50 g de piñones · 50 ml de agua · 1 ajo · ½ limón exprimido · 3 cucharadas de aceite de oliva · 1 pizca de sal · 1 pizca de pimienta de cayena · 3 gotas de algún jarabe

En un vaso de batidora pon todos los ingredientes y bate hasta conseguir una consistencia como la mayonesa: supersedosa.

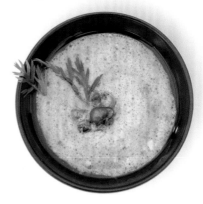

VINAGRETA DE ALCAPARRAS

INGREDIENTES PARA DOS PERSONAS

2 cucharaditas de mostaza · 4 cucharas de aceite de oliva · 30 g de alcaparras · ½ ajo · 1 rama de estragón · 1 pizca de sal · 3 gotas de algún jarabe

Pica muy pequeñas las alcaparras, quítale el corazón central al ajo y pícalo muy pequeño. Pon en un recipiente las dos cucharadas de mostaza, las cuatro cucharadas de aceite, las alcaparras picadas, el ajo picado, diez hojas de estragón cortadas y las tres gotas de jarabe. Bátelo todo muy bien hasta que se mezclen todos los ingredientes. Sírvelo con un puñadito de alcaparras y una rama de estragón sobre la salsa.

ADEREZO DE TAHINI Y JENGIBRE

INGREDIENTES PARA DOS PERSONAS

2 cucharadas de tahini · 4 cucharadas de agua · 1 cucharada de salsa tamari · 1 cucharada de aceite de ajonjolí · 1 cm de jengibre rallado · ½ ajo picado · 1 pizca de sal · 3 gotas de algún jarabe · ½ cucharita de semillas de amapola

Mezcla muy bien las dos cucharadas de tahini con cuatro de agua y una de tamari, el jengibre rallado fino, una cucharada de aceite, las gotas de jarabe y medio ajito picado. Añade la sal y para servir pon sobre la salsa unos trocitos de jengibre y semillas de amapola.

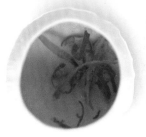
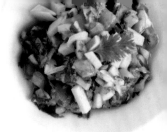

VINAGRETA ORIENTAL

INGREDIENTES PARA DOS PERSONAS

4 cucharadas de vinagre de arroz · 1 cucharadita de aceite de ajonjolí tostado · 1 chile rojo · 1 chile verde · 1 cucharadita de algún jarabe · 1 pizca de sal

Pica muy finitos los dos chiles y mézclalos con el jarabe y el jugo de limón. Déjalos macerar durante quince minutos. Añade las cuatro cucharadas de vinagre de arroz, la de aceite de ajonjolí tostado y las gotas de jarabe y remueve todo hasta que la vinagreta quede muy uniforme y ligera.

SALSA PICO DE GALLO NARANJA

INGREDIENTES PARA DOS PERSONAS

2 tomates · 1 durazno · 8 ramas de cilantro · ¼ de cebolla dulce · 2 cucharadas de aceite de chía (o aceite de aguacate o de oliva) · 2 limones · 1 pizca de sal · 1 chile verde · 3 gotas de algún jarabe

Extrae el jugo de 2 limones. Corta el chile verde en rebanadas de 3 mm. Pica el cilantro y la cebolla. Corta los tomates y el durazno en cuadritos. Mezcla todos los ingredientes y añade la pizca de sal, las gotas de jarabe y el aceite de chía. El aceite es opcional, puedes poner otro aceite y le darás otro tono de sabor.

Estos aderezos y salsas los puedes incluir en diferentes recetas y también usarlos como aperitivos para tomar untados sobre otras verduras o como parte de tacos veganos hechos con tortillas saludables.

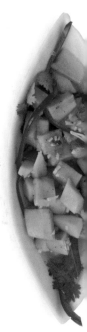

SALSA DE PAPAYA

INGREDIENTES PARA DOS PERSONAS

1 pimiento rojo · 1 pimiento amarillo · 1 chile rojo grande · 2 limones y raspadura de la cáscara · 2 cm de jengibre · 1 cucharadita de algún jarabe · ¼ de papaya madura · 1 buen puñado de cilantro · 1 puntita de pimienta recién molida

Pela los pimientos y saca las semillas y membranas, lávalos y córtalos en tiras finas. Corta también el chile en rodajas finas. Pela la papaya, sácale las semillas y córtala en dados. Raya el jengibre y machácalo con el jugo de limón y un poco de pimienta recién molida. Remueve con un tenedor y añade los pimientos y los chiles. Bate ligeramente y añade la papaya, el cilantro y la raspadura de limón. Remueve con cuidado para no romper del todo la papaya.

SALSA DE AGUACATE

INGREDIENTES PARA DOS PERSONAS

1 aguacate · 1 jitomate · 1 chile rojo · ¼ de cebolla tierna · ½ limón exprimido · 1 cucharada de aceite de aguacate · 5 nueces de macadamia · 3 gotas de algún jarabe

Corta un jitomate en cuadritos, pica el chile rojo en tiras, pica la cebolla fina. Corta las nueces de macadamia en rebanadas finas. Añade el aceite, el limón exprimido y las tres gotas de jarabe a los ingredientes. Corta el aguacate por la mitad y sácalo con una cucharita. Mezcla todos los ingredientes manteniendo cierta textura y consistencia de los trozos de aguacate.
Sírvelo adornando con toques rojos.

CAPíTULO 4

EL ARTE DE LA VIDA

NUTRICIÓN SIMBIÓTICA

Es un nuevo enfoque nutricional que contempla el beneficio que los alimentos otorgan tanto al cuerpo humano como a la microbiota intestinal. Por cada célula humana tenemos más de cien microorganismos en el cuerpo. La mayoría de esos microorganismos, cuyo ADN no es humano, habitan en el intestino y forman un elemento vivo llamado microbiota, que tiene entidad propia y nos facilita asimilar los alimentos que ingerimos. También son parte fundamental de nuestro sistema inmunológico.

La vitalidad de nuestro cuerpo y nuestra salud dependen en gran medida tanto de lo que comemos como del equilibrio que esa flora intestinal mantiene en nuestro interior. Toda la comida que perjudica la salud también perjudica la microbiota intestinal. El abuso de carnes, harinas refinadas, lácteos, azúcar o medicamentos debilitan las bacterias beneficiosas y por su consumo es fácil que se produzcan putrefacciones que invitan a otros microorganismos patógenos a proliferar.

La nutrición simbiótica reconoce que debemos vivir de forma amigable y sinérgica en una relación entre células humanas y microorganismos que hemos de cuidar, y la mejor forma es a través de una alimentación rica en prebióticos (fibras vegetales que tienen las semillas integrales y la fruta o la verdura, y que sirven de alimento a la microbiota) y probióticos (alimentos fermentados o ricos en bacterias beneficiosas). Los alimentos simbióticos son los que aúnan en un mismo alimento los prebióticos, los probióticos y los nutrientes propios.

Alimentos prebióticos son: cereales integrales, legumbres, frutas como la piña o la papaya, verduras como la cebolla, la alcachofa o los espárragos.

Hay alimentos probióticos sólidos como: miso, Umeboshi, chucrut, kimchi, tempeh y amasake, además de probióticos líquidos como yogur o kéfir casero, kombucha, tepache, kéfir de agua, rejuvelac, kvass, sidra y cerveza artesanal.

Si tienes antojos repentinos de dulce, prueba a tomar antes y después de cada comida una cucharada de chucrut o un vasito de kombucha y veras que disminuye este deseo compulsivo.

Consume a diario alimentos probióticos y prebióticos, es decir que contengan tanto la fibra que alimenta a los microorganismos como las bacterias buenas que repueblan nuestra flora intestinal.

El kimchi, el chucrut, el humus crudo fermentado y el paté fermentado son alimentos simbióticos. (Véanse las páginas 102 y 103).

FERMENTACIÓN

La fermentación ha sido una forma de conservación de alimentos desde la antigüedad en muchas culturas. Es un proceso anaeróbico, es decir, se produce en ausencia de oxígeno.

Los alimentos fermentados son alimentos probióticos naturales, en cuyo proceso distintos tipos de microorganismos, como hongos y bacterias, producen un aumento de los nutrientes. Los fermentos mejoran la alcalinidad de la sangre y la eliminación de las toxinas de nuestro cuerpo.

El consumo de alimentos fermentados equilibra y regenera la flora intestinal, hace los minerales más absorbibles, estimula la producción de las vitaminas B y K, fortalece el sistema inmunológico y en general ayuda a que nuestro sistema digestivo funcione mucho mejor. Incorporar fermentados en la dieta es tan sencillo como incluir alguno de los alimentos que detallamos en las páginas 100 a 103. La clave está en la variedad. Mientras mayor sea la variedad de alimentos fermentados que incluya tu alimentación, mayor será la variedad de microorganismos trabajando a tu favor.

Las bacterias benéficas en estos alimentos son poderosos desintoxicantes, capaces de eliminar una amplia variedad de toxinas y metales pesados. Las paredes celulares de estas bacterias tienen quelantes, moléculas que se unen al mercurio, plomo, aluminio, arseniato y otros productos tóxicos. Se adhieren a ellos y los eliminan por medio de las heces.

PROBIÓTICOS ENZIMÁTICOS PARA BEBER

Las bebidas fermentadas han sido usadas durante siglos en muchas culturas. Volviendo a la sabiduría tradicional, hay cientos de recetas. Algunas nacen de los microorganismos que contienen los ingredientes en sí, como en el caso del tepache. Otras se reproducen en una estructura que crece mientras se le aporte el sustrato nutriente en el que desarrollarse. Estos sustratos, que pueden ser perjudiciales para nosotros antes de la fermentación, alimentan la estructura haciendo que la fermentación se produzca y convierten la bebida resultante en medicinal, como es el caso de la kombucha o el kéfir.

PROBIÓTICOS ENZIMÁTICOS PARA COMER

La sabiduría tradicional de muchas culturas ha preparado durante siglos sus probióticos para comer y beber, a través de la fermentación, para su uso cotidiano. A continuación les compartimos algunas técnicas para revitalizar los alimentos y aumentar su labor depurativa y medicinal.

PROBIOTICOS ENZIMÁTICOS PARA BEBER

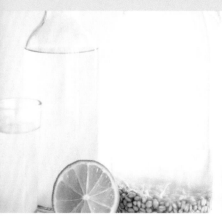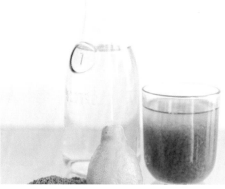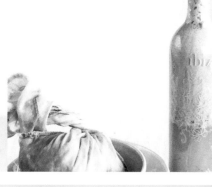

REJUVELAC

Es un fermento de germinados de semillas y agua muy enzimático, con maravillosas propiedades depurativas y nutritivas. Favorece al aparato digestivo sobre todo por sus propiedades antioxidantes y regenerativas. Es un iniciador magnífico para hacer yogures de leche de semillas.

INGREDIENTES:

½ taza de trigo o de otro grano de buena calidad como cebada, avena, kamut o espelta · 2 tazas de agua

1. Lava el grano y déjalo en remojo de dos a seis horas. **2.** Retira el agua del remojo y vuelve a poner dos tazas de agua en el grano. **3.** Déjalas en remojo otras 24 horas en invierno o 16 en verano. **4.** Pasado este tiempo, separa el agua del grano; éste puede servir para hacer de nuevo una última tanda de rejuvelac, que estará lista a las 24 horas.

El agua resultante debes ponerla en botellas cerradas y colocarla en un lugar oscuro a una temperatura entre 20 y 30 °C por dos días. Pasado ese tiempo agita el agua y guárdala en el refrigerador. Estará listo para tomar o como base de tus leches, yogures o quesos vegetales.

KÉFIR DE AGUA

Es un agua enzimática parecida a una limonada con gas. Es excelente como aporte isotónico en condiciones extremas de calor y esfuerzo físico. Su poder desintoxicante y antioxidante, al igual que sus cualidades nutritivas, avalan su uso cotidiano. Regularmente no se comercializaba preparada, pero cada vez más se encuentra en tiendas de productos orgánicos. Para prepararlo en casa tienes que conseguir los búlgaros de kéfir, debes buscar alguien que te los regale, o en ocasiones se encuentran secos en algún mercado orgánico. Se puede usar el kéfir como base para batidos o cocteles saludables. Los búlgaros de kéfir están en constante crecimiento, y es bueno ir regalándolos a los amigos a medida que crecen.

INGREDIENTES:

1 litro de agua · 3 cucharadas de búlgaros de kéfir, previamente hidratados · 5 cucharadas soperas de azúcar mascabado · 2 dátiles, pueden ser también higos o pasas · ½ limón con cáscara

1. Pon todos los ingredientes en un bote de cristal de un litro. **2.** Deja fermentar de dos a tres días y la bebida estará lista. **3.** Filtra con un colador de plástico, nunca de metal, y añade el jugo del limón al agua resultante. **4.** Tira a la basura los dátiles y el limón, y enjuaga los nódulos para empezar de nuevo el proceso.

YOGUR

La mezcla de semillas con rejuvelac es perfecta para obtener un yogur vegetal. Recomendamos usar almendras, alpiste o avellanas, entre otras. Hay diversas maneras de hacerlo, aquí te mostramos una de ellas.

INGREDIENTES:

1 litro de rejuvelac · 150 g de almendras activadas sin piel (remojadas por 12 horas, véase página 104)

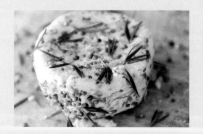

Bate las semillas con el rejuvelac, déjalo reposar a temperatura cálida doce horas para obtener un yogur maravilloso. La fermentación crea espuma blanca y el líquido permanece abajo. Cuando esté listo, agita la botella y mézclalo bien.

Dura tres días con sabor rico.

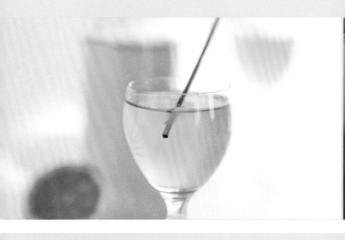
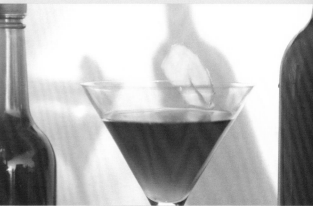

KOMBUCHA

La kombucha es una bebida probiótica deliciosa parecida a la sidra. Contiene microorganismos vivos activos capaces de regenerar la microbiota amiga en el aparato digestivo y reforzar las defensas. Es beneficioso el consumo regular de esta magnífica bebida. Se obtiene tras la fermentación del té negro o verde, e incluso yerba mate, donde la kombucha, o scoby (como se llama el hongo), aloja los microorganismos para esta fermentación.

Puede conseguirse por internet y a veces hay alguien local que regala o vende. No suele encontrarse en tiendas.

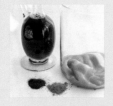
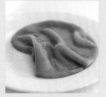
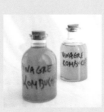

INGREDIENTES PARA CUATRO LITROS
1 scoby (kombucha base) del tamaño de la palma de la mano · 250 g de azúcar morena o azúcar blanca bio · 50 g de té negro · 50 g de yerba mate

UTENSILIOS
1 tarro de 4 litros · 1 tela de algodón para cubrir la boca del tarro y que respire la fermentación · 1 elástico para apretar la tela al tarro

1. Haz 4 litros de té negro y yerba mate juntos. **2.** Introduce el scoby cuando el té esté frío, sin tocarlo con metal, y deja reposar en un lugar oscuro 10 días. **3.** Saca el scoby con cuidado y pon el líquido en botellas de cristal de un litro por dos días a temperatura ambiente, bien cerradas para conseguir la burbuja. Luego lo metes al refrigerador y se conserva por largo tiempo.

TEPACHE

Es una bebida refrescante probiótica típica de México obtenida de la fermentación de alguna fruta, especialmente de la piña. Se usan también otras frutas como guayaba, manzana, tuna, etcétera.

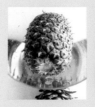

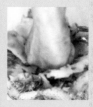

INGREDIENTES:
La cáscara de una piña · 7 clavos de olor · 1 rama de canela grande · 350 g de piloncillo o azúcar mascabado · 4 litros de agua

1. Remoja una piña con agua y vinagre y cepilla bien para limpiarla. **2.** Pela la piña, pues se utiliza sólo la cáscara. **3.** Machaca la cáscara con algún utensilio que no sea de metal, o con las manos para sacarle el jugo y desmenuzarla un poquito. **4.** En un recipiente de cristal de cuatro litros, añade 350 gramos de piloncillo, panela o melaza, siete clavos de olor, una rama de canela grande y tres litros de agua. **5.** Tápalo con un trapo de algodón y un elástico para que respire y no entren mosquitos. **6.** Déjalo en un sitio cálido y oscuro entre tres y cuatro días. Cuela, embotella y cierra las botellas herméticamente **7.** Deja las botellas a temperatura ambiente durante 24 horas y después ponlo en el refrigerador.

Asegúrate de poner el tepache en las botellas a los tres días, máximo cuatro, pues se avinagra enseguida y empieza a fermentar hacia alcohol.

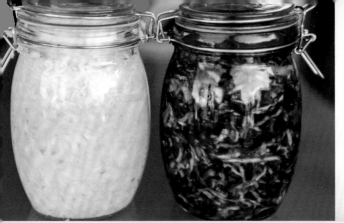
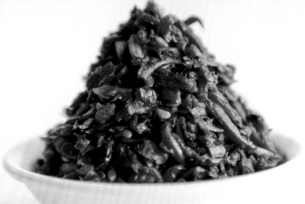

PROBIÓTICOS **ENZIMÁTICOS** PARA COMER

CHUCRUT EN CUATRO PASOS

Una col blanca cortada en rebanadas muy finas dejando una hoja sin cortar. Pon la col cortada en un cuenco con dos cucharadas de sal marina y masajéala hasta que salga mucho líquido. Coloca la col masajeada en un bote de cristal y cúbrelo con la hoja que guardaste sin cortar, presionando para que salga el agua por encima de la hoja de col. Esto sella el contenido manteniendo la col sumergida en su propia agua. Ejerce presión con algo que pese, puede ser una botella de cristal llena de agua que encaje en la boca del bote. A partir de ocho días se puede comer. Puede durar meses en buen estado, si esta bien envasado, en la nevera.

ENSALADA PRENSADA

Es el mismo proceso del chucrut, sólo que se hace con muchas más verduras y los cortes pueden ser más grandes.

Col blanca, col morada, betabel, nabo, brócoli, zanahoria, chirivía, coles de Bruselas, daikon, apio nabo, y cualquier otra verdura de estas familias. Las hojas verdes no funcionan para la ensalada prensada.

Al masajear le puedes añadir especias para darle sabor, o crear varios sabores con diversas especies y después envasarlos en frascos de cristal. Cuando a la ensalada prensada lleva picante se llama kimchi. Nuestra versión de kimchi añade una salsa para hacerlo más sabroso.

KIMCHI

SALSA PARA KIMCHI

INGREDIENTES:
Aceite de oliva de primera presión en frío · Copos de alga nori · Jengibre · Ajo · Pimentón picante · Cilantro molido.

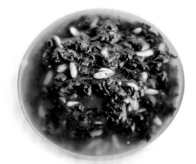

1. Bate dejando trozos grandes.

2. Puedes hacer diferentes salsas, cambiando las especias, y darle diferentes tonalidades de sabor, pero siempre añadiendo un toque picante.

3. El resultado final es una deliciosa ensalada simbiótica que añade un valor excepcional a tu menú.

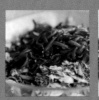

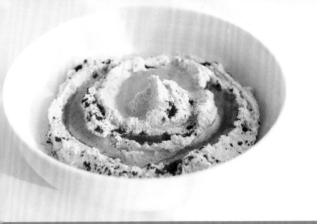

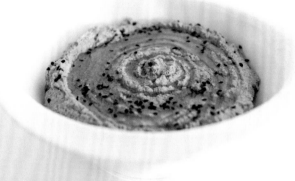

HUMMUS

El hummus tradicional es a base de garbanzo cocido.

En la cocina vital lo hacemos con garbanzo germinado para obtener su plena vitalidad nutricional.

Entre sus numerosas propiedades tiene gran cantidad de triptófano, un aminoácido precursor del neurotransmisor serotonina que produce sensación de bienestar y mejora la calidad del sueño, por ello es ideal comer un poco de hummus de garbanzo germinado para cenar. Este tipo de hummus, a diferencia del garbanzo cocido, no produce gases.

INGREDIENTES:
1 taza de garbanzos · 1 limón · 1 cucharada de tahini blanco · 1 pizca de sal y comino molido · 1 ajo · 3 cucharadas soperas de aceite de oliva · 1 puntita de pimentón dulce

1. Remoja los garbanzos una noche. Enjuágalos bien y ponlos sobre un colador tapados, escurriendo pero dejándolos húmedos. Mójalos bien por la mañana y por la noche dejando que escurran el agua.

2. Mantén los garbanzos a una temperatura alrededor de los 20 °C. En tres o cuatro días estarán ya germinados y listos para preparar el humus o comerlos directamente.

3. Una vez que los garbanzos están germinados, bate bien todos los ingredientes, prueba para verificar el sabor y modifica según tu gusto. Sirve en un plato creando una espiral con una cuchara. Añade una cucharada de aceite y pimentón. Al ser un hummus vivo, una vez hecha la receta te puede durar muchísimo más que un hummus normal, pues sigue fermentando.

INGREDIENTES DEL HUMMUS NEGRO DE LA FOTO:
Los mismos que el otro hummus, sólo que se le añaden tahini de ajonjolí negro y jengibre, en lugar de comino.

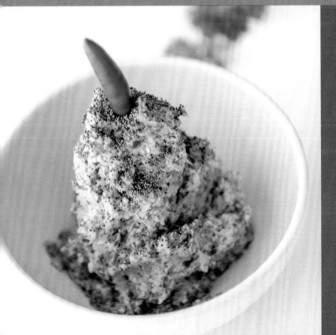

PATÉ SIMBIÓTICO

Con el chucrut o la ensalada prensada también puedes hacer deliciosos patés añadiendo algunos toques y batiendo en un procesador de alimentos o con la batidora de mano.

INGREDIENTES:
2 Tazas de chucrut · 3 cucharadas de aceite de oliva · 10 nueces de macadamia · 1 chile verde · 1 pizca de canela · 1 rebanada fina de jengibre · 1 cucharadita de semillas de amapola

1. Bate bien y estará listo para untar

Inspírate a crear tus sabores

FRUTOS SECOS

Los frutos secos, las semillas y las nueces son una fuente de energía incomparable. Se les llama secos por la escasa proporción de agua que contienen. Son alimentos de alta concentración energética, calórica y vital en poco volumen.

Entre sus cualidades más destacables está su contenido de grasas saludables, excepto las castañas, que no tienen grasa pero tienen hidratos de carbono y vitaminas del grupo B.

Son alimentos que sacian, no es conveniente consumir grandes cantidades pero sí es recomendable su consumo diario. Son muy ricos en proteínas vegetales y fibra. Aportan muchos fitonutrientes, enzimas, vitaminas y minerales. Es recomendable comerlos crudos, sin tostar, para beneficiarse de todas sus propiedades y no destruir sus valiosas enzimas.

Es siempre aconsejable remojarlos antes de consumirlos por tres razones:

1. Para eliminar los inhibidores enzimáticos. que son sustancias tóxicas que producen en su piel para defenderse y que liberan cuando sienten que la vida se activa al ser remojados.

2. Porque los hace más digeribles.

3. Los limpia de patógenos provenientes de la manipulación y el almacenaje.

Es importante enjuagarlos muy bien después del remojo. Una vez remojados pueden deshidratarse para consumirlos activados, limpios y con toda la vitalidad. La deshidratación los hace crujientes y abre un mundo de posibilidades para saborizarlos y conservarlos por largo tiempo.

Explorar el mundo de la deshidratación para los frutos secos es algo en verdad muy aconsejable.

Los quesos de nueces o frutos secos son una alternativa deliciosa para sustituir los lácteos. No es exactamente lo mismo, pero se pueden parecer mucho en textura y sabor. Una alternativa muy saludable y versátil.

Para hacer leches vegetales se utiliza el mismo método. Remojar las semillas, enjuagar bien, batir y colar para extraer una leche ligera y suave en textura.

MUY ALTA VITALIDAD: Alto contenido en omega 3. Semillas de chía, cáñamo, linaza, ajonjolí, semillas de calabaza, almendras y avellanas.

ALTA VITALIDAD: Semillas de girasol, nueces, nuez macadamia, nuez pecana, nuez de Brasil, semillas de amapola, castañas, cacahuate crudo y pistache.

DULCES VITALES: Dátiles, higos, pasas de varios tipos, bayas de Goji, bayas en general, orejones, arándanos.

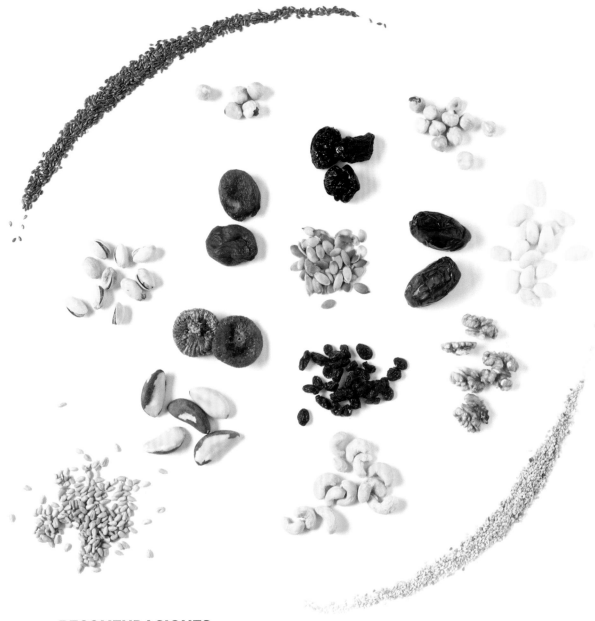

RECOMENDACIONES

Come de forma pausada, con consciencia y masticando muy bien, verás que no necesitas comer mucho.

Puedes comer entre cinco y ocho nueces en el desayuno, da mucha energía. También es un tentempié saludable para cualquier hora del día.

Se pueden incluir en ensaladas, para hacer una salsa, una leche vegetal, un queso o una mayonesa vegana, granolas o patés

Manten siempre a mano una bolsita de nueces para que cuando sientas hambre no comas cualquier cosa.

"QUESO CURADO"
DE ALMENDRAS

El queso curado en aceite es una versión muy buena para la conservación e intensidad en el sabor del queso vegano. Una vez hecho, puede durar varios meses. Además, al hacer este queso el líquido resultante es un yogur de almendras impresionante, de un sabor espectacular. Si sólo quieres hacer yogur puedes dejar la pulpa de la almendra sobrante para hacer pasteles en lugar de queso.

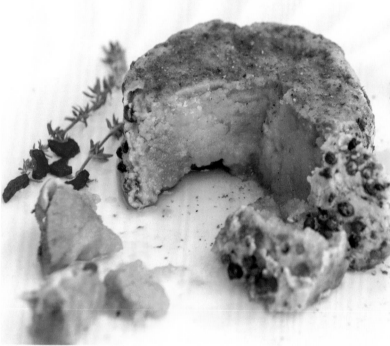

"QUESO CREMA"
DE SEMILLAS

Ésta es una opción versátil que se lleva bien con muchas recetas.

La base son nueces grasas, la más usada por su textura aterciopelada es la nuez de la India, también llamada anacardo o marañón, pero saben igualmente deliciosos con nueces de Macadamia, piñones o nueces de Brasil. Puedes usarlo salado, aderezándolo con especias, o llevarlo a lo dulce, con especias dulces y añadiendo algún dátil, estevia o jarabe. Se utiliza mucho para hacer postres en sustitución del queso crema.

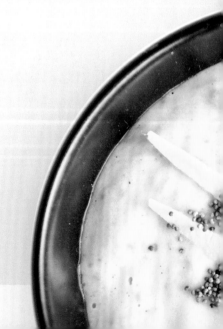

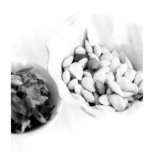
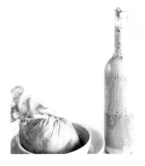
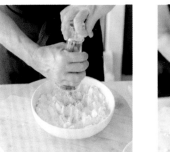
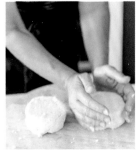

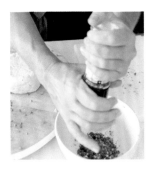
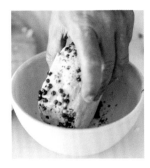
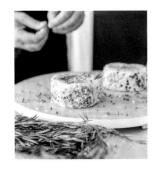
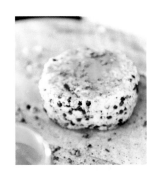

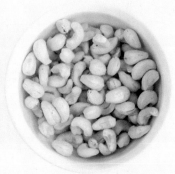

PREPARACIÓN: Remoja 150 g de almendras por doce horas y quítales la piel. Bate con 300 ml de rejuvelac. La crema que sale al batir tienes que colarla en la bolsa de muselina. Extrae por separado el líquido que será yogur de almendras y la masa de almendra que será la base para el queso. Sazona con sal y modela la masa en forma de queso. Haz una mezcla de especias y reboza el queso en ellas. Puedes hacer una mezcla de pimientas, cáscara de limón y canela; otra combinación puede ser de romero, cúrcuma y pimienta de cayena. Inspírate a crear. Deshidrátalo por 24 horas. Una vez seco, introduce el queso en aceite sumergiéndolo completamente y en un par de días estará listo para comer. Guárdalo en un recipiente de cristal.

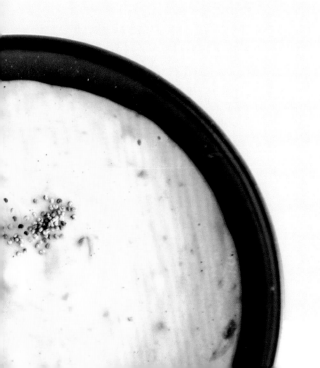

PREPARACIÓN: Pon 250 gramos de frutos secos grasos en remojo por un par de horas, enjuágalos bien y bate hasta que la consistencia sea cremosa. Adereza con los ingredientes que te apetezcan. Limón y romero, pimentón y ajo, tomillo y alcaparras son algunas de las posibilidades.

GOMASIO

El gomasio tradicional viene de la cocina macrobiótica. Se utiliza como sal para condimentar. Es una forma muy sencilla de crear aderezos supersanos. La receta original es de ajonjolí tostado y sal, en una proporción de diez cucharadas de semillas por media cucharadita de sal marina, molidos con mortero. Vamos a ser creativos y desarrollar nuestros propios gomasios.

CÓMO HACER EL GOMASIO

En una sartén pon diez cucharadas de semillas y tuéstalas a fuego lento moviéndolas para que se doren de manera uniforme. Añade media cucharadita de sal en la sartén para que se caliente, sin que se tueste. Muele los dos ingredientes en un mortero o en la batidora, dale sólo un golpe de molienda para que la semilla se abra sin que quede totalmente deshecha.

Puedes hacer variedad de gomasios con diferentes semillas:

de calabaza, girasol, chía, linaza o cáñamo, o añadiendo otros ingredientes que le darán diversos tonos.

CUALIDADES EN LA RECETA TRADICIONAL

El ajonjolí fortifica el sistema nervioso y neutraliza la acidez de la sangre. La sal marina, por su parte, favorece la secreción de los jugos digestivos y por ello estimula el metabolismo.

El gomasio de ajonjolí estimula una buena digestión y su contenido de calcio es sobresaliente.

Aquí presentamos algunas variaciones para inspirarte a crear las tuyas. Los gomasios son muy versátiles. Los puedes usar en ensaladas, sopas, con granos y en cualquier plato. También como tentempié puede tomarse una cucharadita entre comidas.

1. Semillas de calabaza, pétalos de rosa, cáscara de limón y sal

2. Semillas de girasol, sal y alga wakame

3. Semillas de ajonjolí y sal

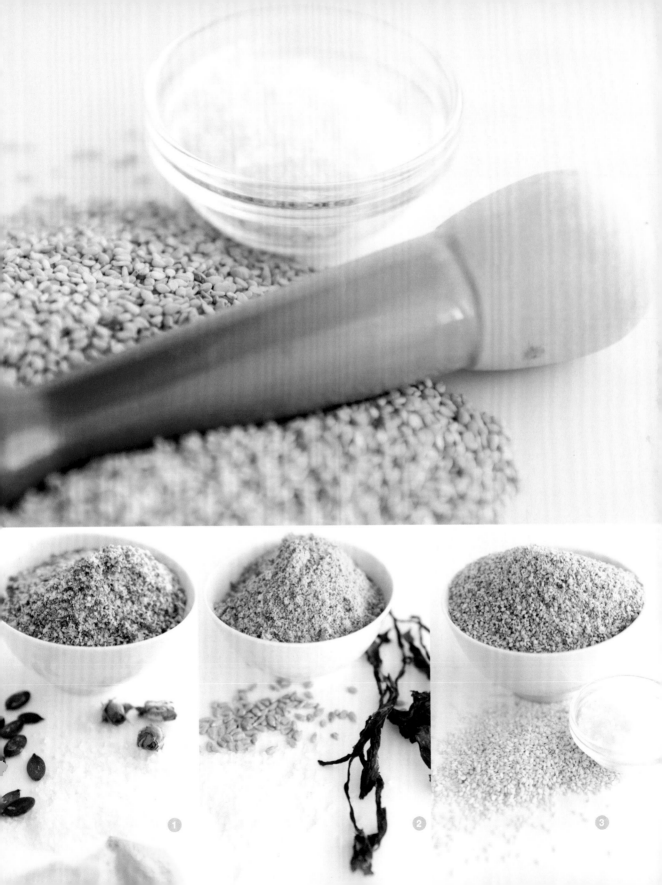

❶   ❷   ❸

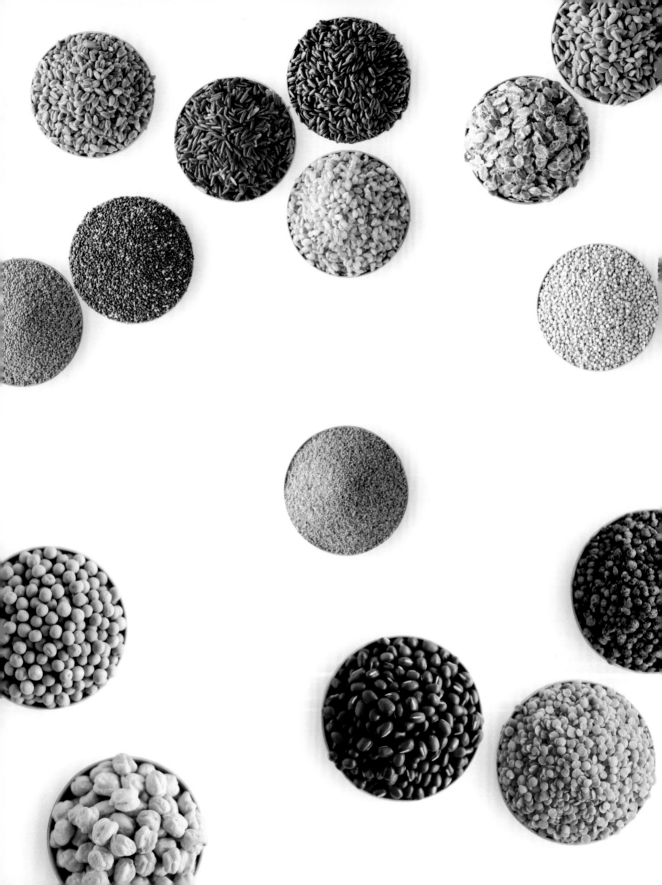

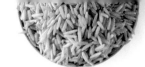
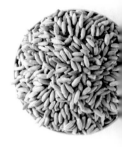

CEREALES

El nombre "cereales" viene de Ceres, la diosa romana de la agricultura. Han sido alimentos fundamentales para los humanos y animales a lo largo de la historia.

Los cereales son un grupo de alimentos ricos en fibra, básica para mantener un intestino sano por su importante papel en la evacuación.

Son prebióticos que alimentan a nuestras bacterias buenas en el sistema digestivo. Cuando están en su estado integral son carbohidratos de lenta digestión que van suministrando poco a poco azúcares a nuestra sangre.

Los cereales integrales son ricos en vitaminas del complejo B. Este grupo de vitaminas son encargadas de mantener el sistema nervioso en buen estado, cuidar la mente y fortalecer las defensas.

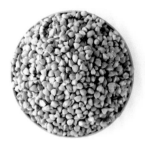
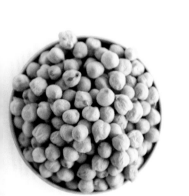
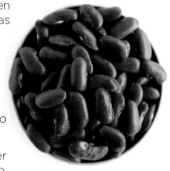

LEGUMBRES

Las legumbres han sido el alimento proteico más consumido por todas las culturas.

Se caracterizan por su capacidad de verter glucosa gradualmente en el torrente sanguíneo. Son ricas en proteínas de carácter vegetal, hidratos de carbono, fibra, minerales y vitaminas.

Una de las ventajas de esta proteína con respecto a la animal es su riqueza en aminoácidos de muy fácil digestión.

Las legumbres tienen también mucha fibra que ayuda a mejorar los procesos digestivos y la evacuación.

Son un tanto controvertidas por los gases que pueden producir, pero esto se puede mejorar con algunos trucos que mencionamos más adelante, en la página 115.

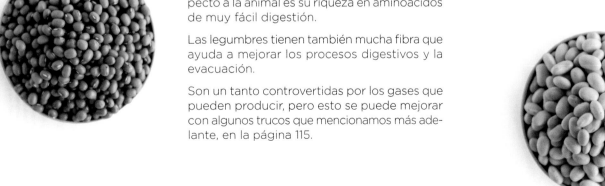

Los cereales son ricos en proteína, pero al carecer de lisina no tienen la misma cadena de aminoácidos que proporciona la carne. No obstante, la buena noticia es que mezclando un cereal con una legumbre se obtiene la cadena esencial en su totalidad, con lo cual se genera una fuente de aminoácidos completa. **Una buena combinación de alimentos vegetales que contengan cereales, legumbres, frutos secos, verduras, y semillas te proporciona la proteína adecuada sin necesidad de comer carne de animales.**

CELIACOS O ALÉRGICOS AL GLUTEN

Muchas personas son alérgicas a las proteínas de algunos cereales como trigo, cebada y centeno, pues contienen las proteínas gliadina y glutenina, que al mezclarse entre ellas y con otros componentes del grano forman el gluten, una sustancia viscosa y muy absorbente de agua que da consistencia al pan de uso común.

Hay otras opciones deliciosas para comer pan sin gluten a partir de otros granos como el maíz, el arroz, la quinoa e incluso el garbanzo, que es una legumbre.

CEREALES RECOMENDADOS PARA UNA DIETA VITAL Y SIN GLUTEN

Los seudo cereales: **quinoa y amaranto;** los cereales: **trigo sarraceno, mijo, sorgo, teff y arroz integral, basmati, rojo, negro y salvaje.** El maíz es un cereal maravilloso pero es recomendable no abusar si existe alguna alergia al gluten, pues sigue afectando a los intestinos inflamados y por ello las personas afectadas lo han de consumir con moderación. Para personas sanas es un cereal muy bueno, siempre y cuando sea orgánico, ya que el maíz es uno de los granos más manipulados genéticamente y por tanto es importante conocer su procedencia para evitar los granos transgénicos.

La avena es, por naturaleza, libre de gluten, pero en muchas ocasiones se contamina en las plantas de procesado. Algunas marcas ofrecen avena pura sin gluten.

HAZ TU GRANOLA O MUESLI PARA EMPEZAR EL DÍA

En muchos supermercados o tiendas de productos naturales los venden ya listos y orgánicos. Es muy importante buscarlos con ingredientes crudos de forma mayoritaria para obtener mejores beneficios.

Puedes encontrar copos de avena, de maíz, de quinoa, de trigo sarraceno o cualquier otro sin gluten y hacerte una mezcla en un frasco de cristal grande con estos cereales, uvas pasas, almendras y nueces o cualquier variedad de frutos secos. Por la mañana es tan fácil como añadir agua o alguna leche vegetal y poner unas cucharadas de esta mezcla en un plato o frasco de cristal, si es que lo llevas a la oficina. Añádele semillas de chía, un chorrito de leche de coco, una cucharadita de aceite de coco y otra de miel, si te gusta dulce. Puedes añadir los superalimentos que desees, como polen, cacao, coco rayado o algún otro, pero es importante no exagerar en la cantidad de ingredientes que pongas. Es un desayuno completo y fácil de preparar a diario. Te aporta los carbohidratos lentos que necesita tu cuerpo para generar energía constante, las grasas buenas y los azúcares apropiados, así como minerales y vitaminas para arrancar tu día bien nutrido. Si además es un cereal crudo, tendremos el aporte de las enzimas y los fitonutrientes completos.

TABLA 15. **TABLA DE COCCIÓN**

1 TAZA	AGUA NECESARIA	TIEMPO DE COCINADO
Arroz integral	2 taza	45 min
Arroz rojo	3 tazas	60 min
Arroz negro	3 tazas	60 min
Quinoa	2.5 tazas	20 min
Amaranto	1.5 tazas	25 min
Teff	2 tazas	50 min
Mijo	2.5 tazas	15 min
Trigo sarraceno	2 tazas	25 min
Polenta	3 tazas	15 min
Avena integral	3 tazas	90 min
CON GLUTEN		
Trigo	3 tazas	60 min
Espelta	3 tazas	100 min
Kamut	3 tazas	90 min
Centeno	2.5 tazas	90 min
Bulgur	3 tazas	20 min
Cebada	3 tazas	90 min

CÓMO COCINAR LOS CEREALES

Es posible manener siempre algún cereal cocinado, puede durar un par de días en el refrigerador y así en cualquier momento podemos preparar una comida tan sólo añadiendo las verduras en crudo, escaldadas o al vapor, para crear un plato muy rico, fácil de preparar y rápido. Recuerda que con los aderezos puedes siempre dar un tono diferente a un mismo cereal.

Los cereales se deben dejar en remojo unas horas o durante la noche para que suelten los inhibidores enzimáticos y para que se hagan más digeribles y fáciles de cocinar.

Una vez limpios y bien enjuagados, el tiempo de cocinado varia según la calidad del grano. Véase la tabla 15.

Los cereales son básicos en la alimentación de todas las culturas.

LAS BARRITAS ENERGÉTICAS

Son muy adecuadas como aperitivos, para tomar en la merienda, como tentempié para estudiantes, deportistas y escolares o para llevar a la oficina.

Es recomendable comerlas con moderación, pues contienen muchas calorías en poco peso. Busca de preferencia barras crudas, sin procesos industriales extremos y sobre todo que no contengan azúcar añadido de ningún tipo.

El consumo de legumbres es fundamental para personas que tienen una alta demanda física e intelectual por su fuente de azúcares de absorción lenta.

Las legumbres son ricas en minerales, en especial hierro, calcio, fósforo y magnesio.

El equilibro del hierro en el cuerpo es importante para prevenir la anemia. La falta de este mineral en mujeres puede ser reflejo de menstruaciones demasiado abundantes y también suele presentarse en personas que sufren hemorragias nasales. La falta de hierro puede favorecer las infecciones vaginales.

COCINAR LAS LEGUMBRES

Las legumbres tienen sus secretos de preparación con el objeto de hacerlas más digeribles y obtener lo mejor de ellas. Nuestras madres y abuelas sabían mucho de cómo cocinarlas, pues era una opción supernutritiva, barata y fácil de preparar. Se usan de manera extensa en muchos países: en México, los frijoles; en Japón, las judías azukis; en el mediterráneo, los garbanzos y las lentejas; en la India, el dal. En la cultura culinaria contemporánea las legumbres están reconquistando su posición, al ser una opción muy apropiada para la gente que come fuera de casa y requiere alimentarse bien y tener energía, junto con la grata sensación emocional de hogar que proporcionan. En esto las legumbres son maestras.

TABLA 16. TABLA DE COCCIÓN

TABLA DE COCCIÓN	REMOJO	EN OLLAS NORMALES
Lenteja	de **2** a **8** horas	**75** min
Garbanzo	**8** horas	**90** min
Chícharos	de **4** a **8** horas	**90** min
Alubias	de **4** a **8** horas	**75** min
Azukis	de **4** a **8** horas	**120** min
Habas	de **2** a **8** horas	**90** min

PON LOS GASES A RAYA

Se pueden eliminar los gases con la tradicional preparación culinaria de remojar y cocer a fuego rápido por diez minutos, tirar el agua, enjuagarlas y ponerlas de nuevo a cocinar a fuego lento durante varias horas con el fin de "romper" las largas cadenas de esos hidratos de carbono complejos y aumentar su digestibilidad. Cocinar con un trozo de alga kombu también ayuda.

Para hacerlas menos flatulentas, se añade en la cocción alguna hierba aromática como hinojo, comino, laurel, tomillo, ajedrea, anís, o incluso un manojo de perejil fresco. Una muy efectiva manera de reducir los gases es germinar las legumbres. Este proceso potencia la proteína, multiplica su valor nutricional y su conteo enzimático, y las hace mucho más digeribles.

CÓMO COCINAR LAS LEGUMBRES

- Compra legumbres de calidad y si es posible de procedencia orgánica. Comprueba la fecha de caducidad, buscando las que fueron envasadas más cerca de la fecha de compra. Son más digeribles cuanto más jóvenes, y aunque se conservan bien guardadas herméticamente, se endurecen con el tiempo y necesitan más cocción.

- Límpialas bien y saca las que puedan estar estropeadas antes de ponerlas en remojo.

- Es necesario hidratarlas durante unas horas antes de cocinarlas. Véase la tabla 16.

- Enjuágalas bien con abundante agua fría para eliminar los azúcares indigestos que quedan en el agua de remojo, así como los inhibidores enzimáticos.

- Reiteramos la importancia de cocinarlas con abundante agua a fuego rápido por unos diez minutos y después desechar esta agua para ponerlas una vez más a cocer a fuego lento en un agua nueva. No le añadas sal durante la cocción, pues endurece las legumbres. Es mejor sazonarlas después de haberlas cocinado.

- Si añades unas gotitas de aceite durante la cocción, las hará más digeribles.

- A las legumbres en general les sientan bien las especias exóticas tipo curry, cardamomo, pimentón dulce y picante. En la cocción también les va estupendamente cocinarlas con algas tipo kombu, wakame o hijiki. La cebolla y los ajos combinan de igual manera muy bien.

- Una vez cocinadas las legumbres, las hojas verdes escaldadas con el último hervor de la cocción proporcionan frescura y vitalidad, además de hacer el plato mas colorido y vistoso.

Los germinados son la opción más nutritiva y vital para comer legumbres.

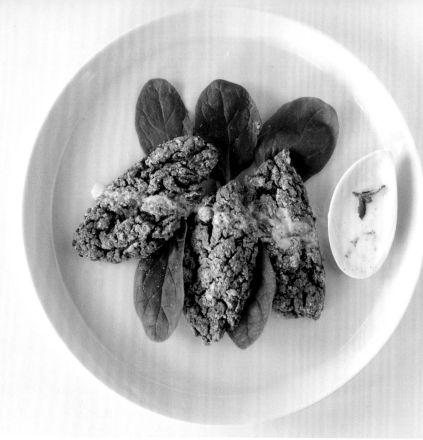

COQUETAS

SALSA ÁCIDA DE ALMENDRAS

Pon en remojo 100 gramos de almendras de 8 a 12 horas. Enjuágalas bien. Añade 100 mililitros de rejuvelac o kombucha y un chorrito de limón. Bate bien.

Cuela con una muselina y salpimienta.

El resultado es un yogur cremoso, una salsa ácida y sabrosa para las coquetas. La pulpa sobrante con la que se hizo la salsa de almendras se puede también añadir a la masa de las coquetas antes de hornear.

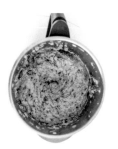
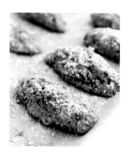

COQUETAS DE AMARANTO Y ESPINACAS SEDUCTORAS Y CRUJIENTES

INGREDIENTES PARA CUATRO PERSONAS

100 g de amaranto
100 g de lenteja roja
Un trocito de alga kombu
150 g de espinacas
1 rodaja de jengibre
2 cucharadas de aceite de oliva
1 pizca de sal marina
2 ajitos

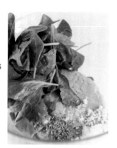

Las reinas de la proteína. Como ya hemos mencionado, la mezcla de un cereal y una legumbre redondea la cadena de aminoácidos y convierte el platillo en una proteína completa. La combinación de estas dos estrellas, cereal y legumbre, puede crear deliciosos resultados. Presentamos aquí una versión vital de las tradicionales croquetas, pero sin freír.

Se llaman coquetas, pues presumen de ser deliciosas y muy nutritivas, al aportar lo mejor de la proteína. Las mezclas pueden ser muchas, todas las que quieras hacer mientras combines un cereal con una legumbre como base.

Cocina el amaranto y las lentejas con un trocito de alga kombu. Déjalo enfriar (véanse las tablas 15 y 16.)

Mezcla todos los ingredientes y prueba de sal. Haz coquetas con las manos y colócalas en una bandeja de horno. Hornea por aproximadamente 15 minutos a 200 °C. Dependiendo del horno, siempre puede variar el tiempo. Retíralas cuando estén doradas y se hayan agrietado. Sírvelas sobre hojas variadas de lechugas con salsa ácida de crema de almendras.

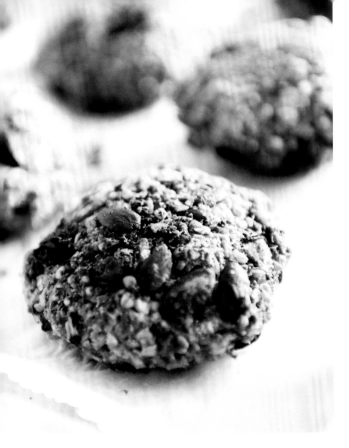

BURGUESAS

Las protagonistas de la cultura culinaria americana se transforman en niñas vitales.

La adicción que ha provocado la hamburguesa en la cultura contemporánea es todo un tema. El concepto es muy bueno en cuanto al sabor y la jugosidad que se consigue, lo práctico y lo divertido de comerla. Lo que le da el toque sabroso además de la hamburguesa es la salsa de jitomate, la mostaza y los ingredientes frescos que crean las capas.

Vamos a sustituir la hamburguesa de carne por una proteína sabrosa y limpia. Así creamos proteína completa desde la mezcla de un cereal y una legumbre.

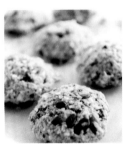 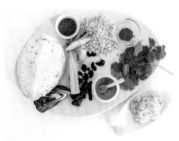

HIJAS BURGUESAS DE LA MADRE TIERRA

INGREDIENTES
125 g de mijo · 75 g de soya verde o frijoles en remojo 12 horas · 1 trocito de alga kombu (opcional) · 50 g de avena en copos · 1 cucharada de linaza recién molida · 1 cuarto de col blanca y un trocito de col roja · ½ poro · 50 g de semillas de calabaza · 2 ajitos · 25 g de uvas pasas · 50 g de cilantro · 1 cucharada de comino molido · 1 pizca de sal marina

Cocina el mijo junto con las judías mungo y un trocito de alga kombu. Mientras está caliente tras cocinarla, mézclala con la linaza y los copos de avena. (Véanse tablas 15 y 16.)

Espera a que enfríe. Mezcla con el resto de los ingredientes y haz burguesas con las manos. Colócalas en una bandeja de horno sobre papel de hornear. Es importante nunca usar papel de aluminio. Calienta el horno a 150 °C y cocínalas durante 20 minutos.

Listas para servir.

Se pueden tomar solas en plato o con pan de arroz, de maíz o algún otro sin pan sin glúten.

Les puedes añadir tu propia salsa de jitomate vital y una mostaza de calidad, lechuga, cebolla fresca, jitomate, y chucrut.
Una burguesa elegante y deliciosa.

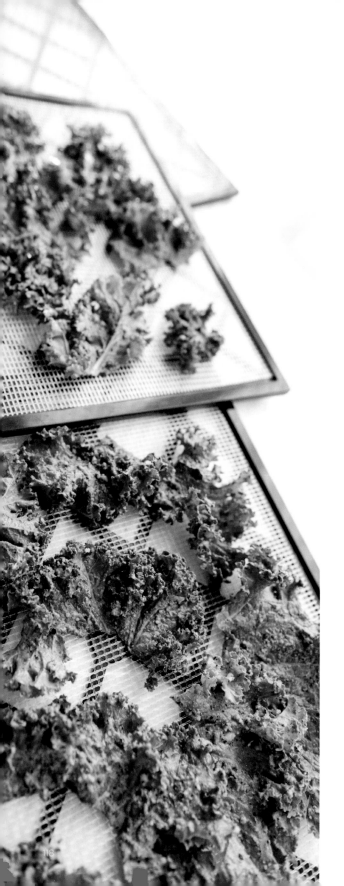

DESHIDRATACIÓN

Deshidratar alimentos no es otra cosa que extraerles el agua. Esta técnica ancestral se ha utilizado durante siglos para preservar alimentos utilizando el calor del sol.

Para que se conserven los nutrientes es imprescindible deshidratar a máximo 42 °C.

La deshidratación es un proceso que permite crear una gran variedad de recetas sin necesidad de que el alimento esté cocinado, y por ello es una forma excepcional de tomar alimentos crudos.

Se pueden obtener infinidad de texturas al igual que sabores. Esta técnica es perfecta para deshidratar frutas y verduras, o crear quesos curados, crackers, panes, pizzas, croquetas, rollitos de crema de frutas y muchos otros platillos que te sorprenderán.

Hay varios tipos de deshidratadores, pero los mejores son los que tienen dos ventiladores interiores pues unifican el secado. Hay deshidratadores solares que son muy sencillos de hacer y en climas soleados y cálidos son muy recomendables para aprovechar la energía del sol.

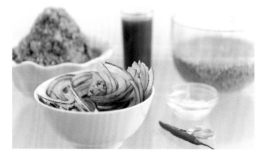

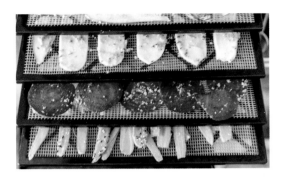

CHIPS DE VERDURA

INGREDIENTES

2 zanahorias · 2 betabeles · 2 calabacitas · 2 nabos · hojas de zanahoria y otras verduras

REBOZADO

150 ml de agua · 150 g de semillas de linaza molidas · 10 g de semillas de cilantro tostadas · 2 ajos · 4 cucharadas de aceite de oliva · ½ cucharadita de sal marina

Pon las semillas en remojo hasta que estén pegajosas. Tuesta y muele las semillas de cilantro, los ajos y la sal. Mézclalo todo bien y bate las semillas de lino junto con esta mezcla. Corta las verduras en láminas finas y rebózalas una a una con esta pasta. Extiéndelas en las bandejas y deshidrata de 6 a 8 horas.

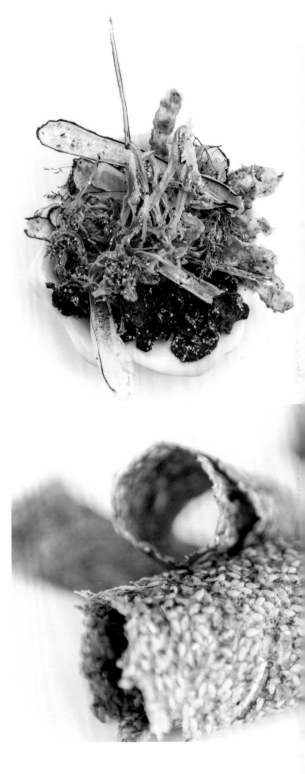

CRACKERS DE CEBOLLA Y APIO

INGREDIENTES

200 g de fibra resultante del jugo de apio · 1 cebolla cortada en aros finos · 4 cucharadas de aceite de oliva · 1 chile · 1 vasito de jugo verde (véase página 126) · 1 pizca de sal marina · 150 g de semillas de linaza

Mezclar todos los ingredientes y extender en las bandejas del deshidratador.

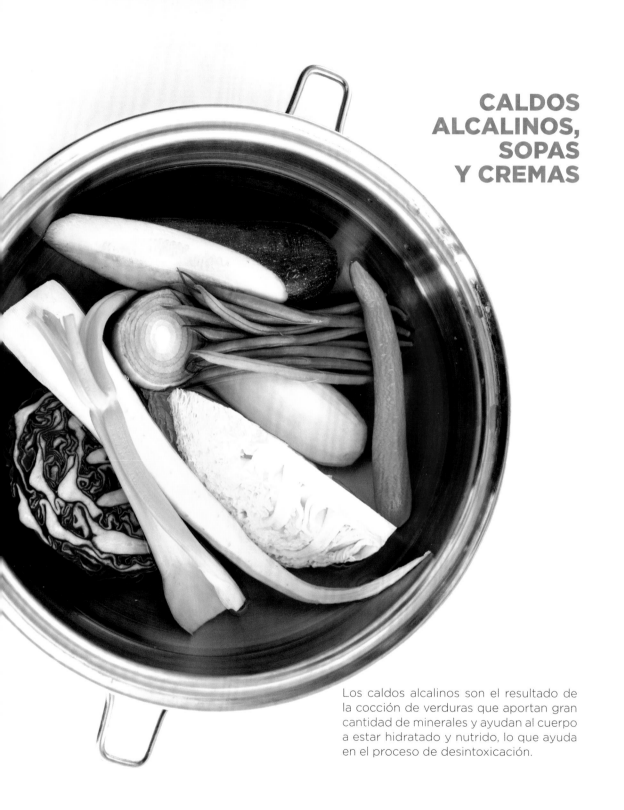

CALDOS ALCALINOS, SOPAS Y CREMAS

Los caldos alcalinos son el resultado de la cocción de verduras que aportan gran cantidad de minerales y ayudan al cuerpo a estar hidratado y nutrido, lo que ayuda en el proceso de desintoxicación.

Los caldos alcalinos son pura medicina

Aportan minerales y nutrientes como resultado de la cocción lenta de una mezcla de verduras con un trocito de alga (opcional, pero muy recomendable).

Tradicionalmente, en todas las culturas el caldo o consomé ha sido un remedio eficaz para poner a tono el cuerpo, nutriendo, hidratando, aportando placer y saciedad de una forma ligera. Son muy sencillos de preparar y ayudan a tonificar el cuerpo, eliminando toxinas a la vez que facilitan el trabajo de los órganos depurativos. La gracia de está cocción es que aunque el poder está en el caldo, también podemos aprovechar la fibra de la verdura para crear recetas con los mismos ingredientes de la cocción:

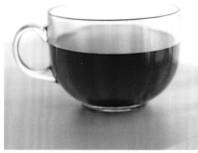

1. Puedes crear caldo solo y tomarlo como consomé.

INGREDIENTES RECETA 1

1 cebolla · 1 calabacita · ¼ de col blanca · ¼ de col morada · 1 nabo · 10 ejotes · 1 ramita de apio · ½ chirivía · 1 trozo de alga kombu

INGREDIENTES RECETA 2

1 poro · 1 nabo · 1 chirivía · ½ calabacita · ½ jitomate · 3 ajos · 1 cucharadita de alga arame

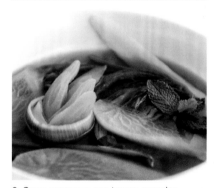

2. Crear una sopa con trozos grandes.

PARA SAZONAR

El gomasio le va muy bien a las tres versiones, o unas gotitas de aceite, una pizca de sal o alguna especia que te apetezca. La levadura nutricional es otra alternativa que aporta un sabor delicioso que recuerda al queso curado.

Preparar este caldo requiere una cocción a fuego lento por un par de horas. Puedes hacer una olla grande y tener este caldo depurativo siempre listo, separándolo por porciones en tarros de cristal, congelándolos para consumir cuando quieras. Es una opción muy buena para la cena o para tomar antes de una comida.

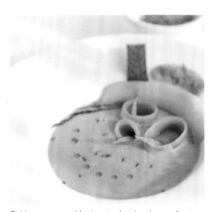

3. Una crema si bates todos los ingredientes.

CAPÍTULO 5

BEBIDAS VITALES

EXCEPCIONALES VERDES

La vida en la Tierra es posible gracias a la existencia del sol; sin su energía extraordinaria no habría ninguna posibilidad de vida. No obstante, los seres humanos somos incapaces de recoger su energía de manera directa.

Para nuestra supervivencia en este planeta, las plantas juegan un papel fundamental, pues son ellas las únicas con el poder de condesar la energía del sol en una forma que podamos asimilar. Pero no es éste el único milagro que obran, también recogen de la tierra innumerables nutrientes y los convierten en biodisponibles para nosotros y para todos los animales del planeta. Sin la magia de las plantas terrestres y marinas, no podría haber sobre la tierra vida animal de ninguna clase.

Las hojas verdes terrestres y las algas del mar convierten la energía del sol a través de la fotosíntesis, la clorofila resultante es una fuente alimenticia vital que aporta enormes cantidades de oxigeno a nuestro sistema sanguíneo, es el primer producto de la luz solar y por tanto contiene más energía del sol que cualquier otro elemento. Es, en efecto, energía del sol pura. La clorofila es también un agente antibacterial y regenerador de la sangre.

El trabajo de las plantas es la base de la cadena alimenticia, ya que éstas, aparte de la clorofila, aportan valiosos minerales, fitonutrientes, enzimas y vitaminas, todo ello con muy pocas calorías totales, y por si fuera poco nos entregan sus proteínas y su alto poder alcalinizante.

Las plantas llevan consigo no sólo su enorme contenido de nutrientes, sino también su energía vital. Por ello es tan importante consumir plantas en estado crudo y absorber tanto sus minerales, vitaminas, proteínas y fitonutrientes como sus preciadas enzimas y su energía de vida.

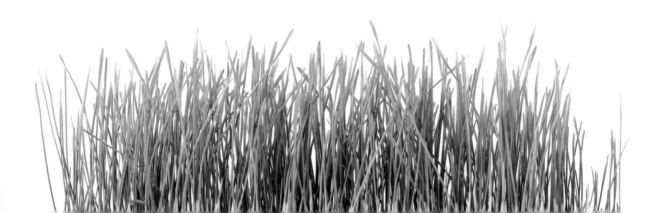

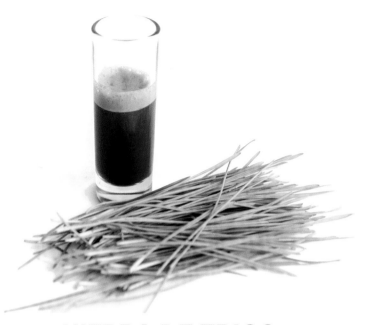

HIERBA DE TRIGO (WHEATGRASS)

La hierba de trigo merece una mención especial por sus exclusivas propiedades alimenticias y depuradoras. El extracto o jugo de la hierba de trigo es la mejor fuente terrestre existente de clorofila viva.

En la hierba de trigo cultivada orgánicamente se han contado hasta 92 de los 102 minerales que se pueden encontrar en el mejor de los suelos. Entre ellos se destaca su contenido de calcio (11 veces más que la leche o las espinacas), magnesio (cinco veces más que los plátanos), hierro (cinco veces más que las espinacas), cobre, zinc, manganeso, selenio, yodo y potasio. La hierba de trigo aporta también todos los aminoácidos esenciales para formar proteínas en el ser humano, y es también uno de los más poderosos alimentos en materia de vitaminas, enzimas, fitonutrientes y minerales. Contiene, por ejemplo, vitaminas A, B_1 (30 veces más que la leche), B_2, B_6, C (60 veces más que las naranjas), vitamina E (50 veces más que las lechugas), ácido fólico, ácido pantoténico y colina, entre otras.

Su capacidad para arrastrar fuera del cuerpo metales pesados, como el mercurio y el plomo, es sobresaliente. Esta hierba ayuda también a disminuir la tensión arterial y es un excepcional limpiador del hígado y los riñones. Su contribución en la mejoría de los problemas sanguíneos, como la anemia, es otro hecho cierto.

La hierba de trigo se puede cultivar en casa, pero ya en muchas tiendas de salud se consigue germinada. Con la hierba joven, de unos siete días, se hace un extracto que es como tomar clorofila líquida mezclada con la mejor dosis posible de minerales, enzimas, fitonutrientes y vitaminas. Pura vida.

CÓMO GERMINAR LA HIERBA DE TRIGO

1. Pon en remojo el trigo por 12 horas. 2. Enjuágalo muy bien y da la vuelta al tarro colocándolo en un ángulo de 45 grados. 3. Déjalo en remojo por la mañana y la noche. 4. Extiende un manto de dos centímetros de tierra para sembrar en una bandeja plana. 5. Esparce las semillas por toda la superficie y remójalas con un atomizador. 6. Tapa la bandeja con otra de la misma medida para que quede en oscuridad y mantenga la humedad. Déjala tres o cuatro días hasta que las hierbas empiecen a tocar la bandeja y entonces la retiras. 7. Permite que crezca un día en la oscuridad para que agarre fuerza. 8. A partir del quinto día es conveniente que le de la luz y en dos o tres días más está lista para consumir.

Puedes cortarla y dejarla crecer otra vez. La segunda cosecha todavía mantiene muchos nutrientes, aunque es un poco más pobre que la primera.

Los germinados son uno de los mejores alimentos que puede consumir el ser humano. Una semilla es vida en potencia, pero una semilla germinada es la vida en acción.

¿CÓMO HACER GERMINADOS Y BROTES?

Los germinados son muy sencillos de hacer.

TABLA DE GERMINACIÓN

TIPO DE SEMILLA	TIPO DE REMOJO	ENJUAGUES POR DÍA	TIEMPO DE GERMINACIÓN	DIFICULTAD
LEGUMBRES	6 a 8 horas	2	4 a 10 días	Baja
ALFALFA	6 a 8 horas	2	7 a 10 días	Baja
RABANITO	6 a 8 horas	2	7 a 10 días	Baja
COL LOMBARDA	6 a 8 horas	2	7 a 10 días	Media
SOYA VERDE	6 a 8 horas	2	7 a 10 días	Media
MOSTAZA	6 a 8 horas	2	7 a 10 días	Media
BRÓCOLI	6 a 8 horas	2	7 a 10 días	Media
TRÉBOL	6 a 8 horas	2	7 a 10 días	Media

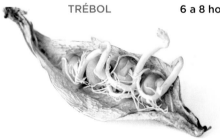

Cultiva la vida, haz tu huerto vivo en la cocina.

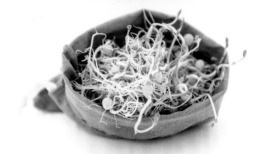

MÉTODOS SIMPLES

GERMINACIÓN EN UN TARRO DE CRISTAL

NECESITAS: un tarro de cristal de 500 mililitros, preferentemente; un trozo de mosquitera o alguna otra malla, y una banda elástica. Un escurridor de platos de madera es ideal, pues permite colocar tus tarros en el ángulo correcto y es bonito y práctico, o también lo puedes poner a 45 grados de inclinación en algún bol que permita sujetar el tarro.

Pon en remojo las semillas (véase la tabla 17). Transcurrido el tiempo adecuado para cada caso, escurre el agua y enjuágalas bien para limpiar los inhibidores enzimáticos que soltaron del remojo, Los inhibidores son un veneno suave que la semilla tiene para protegerse cuando está seca, y al remojarla se desprende.

Introduce las semillas en un tarro de cristal y en lugar de la tapa coloca un trozo de mosquitera amarrado con una banda elástica a la boca del tarro. Colócalo boca abajo para que el agua escurra en un ángulo de 45 grados en un lugar oscuro o tapado con una paño de cocina. Enjuágalos por la mañana y por la noche dejándolos siempre en el ángulo de 45 grados para que escurran y les entre oxígeno. Al tercer día los puedes poner en un lugar más luminoso para que se termine de completar su proceso y se pongan más verdes los brotes. A los pocos días ya tienes los germinados.

Es muy bonito y espectacular ver lo rápido que crecen y lo fácil que es. El tiempo que tardan en brotar puede variar según la temperatura, la humedad y el tipo de semilla. Se mantienen frescas de una semana a diez días en el tarro cerrado. Guárdalas en el refrigerador para que conserven la humedad.

GERMINACIÓN EN BOLSA DE TELA

NECESITAS: una bolsa de tela de algodón, lino o cáñamo.

Otra forma sencilla de germinar es en bolsas de estas fibras. Se hace el mismo procedimiento que en cristal dejando las semillas en remojo (véase la tabla 17) y luego se echan en una de estas bolsas, remojándolas por la mañana y noche. Cuelga la bolsa para que escurran las semillas. Después de cuatro días verás cómo la bolsa se llena de hermosos germinados plenos de vida.

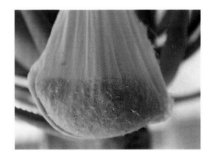

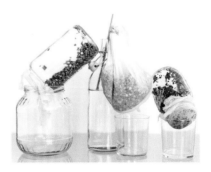

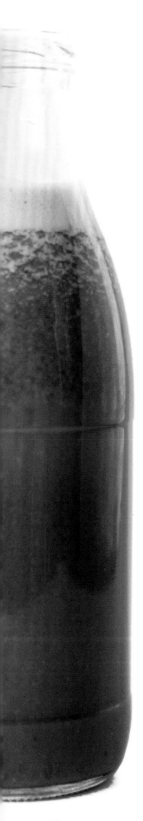

JUGOS VERDES
COMBINADOS DE PURA VIDA

Tomar jugo en dietas de desintoxicación le da al cuerpo menos trabajo de digestión por la ausencia de fibras.

Extraer el jugo de hierbas, como hierba de trigo, perejil, diente de león, etc. es muy recomendable por su alta concentración de clorofila y por su acción limpiadora de la sangre.

Un jugo tiene una concentración de nutrientes muy elevada, por lo que se recomienda beberlo despacio y saborearlo para una mayor absorción.

Un jugo se diferencia de un batido porque separa la fibra del líquido

INGREDIENTES PARA DOS PERSONAS

JUGO VERDE PICANTE
1 manojo de espinacas
200 g de hojas verdes variadas
1 hinojo
1 limón
1 pepino
1 trozo grande de jengibre
1 pizca de pimienta de cayena
Sal marina al gusto
3 almendras

SUPERDETOX
1 buen manojo de perejil
20 hojas de kale
100 g de brotes de brócoli
2 chayotes
2 pimientos verdes
1 ajo
2 almendras activadas
Sal marina al gusto

REVITALIZANTE
1 lechuga rizada
2 tazas de arúgula
100 g de hojas verdes variadas
5 ramas de apio
1 limón
1 trozo de jengibre
1 cucharadita de aceite de coco
Sal marina al gusto

SENSUAL
2 flores de brócoli
1 manojo de cilantro
2 limones
1 chayote o pepino
1 toronja
5 almendras
1 limón
1 cucharada de aceite de chía
Sal marina al gusto

ACTIVADOR
3 ramas de romero
20 hojas verdes, como
   lechugas, hojas de betabel,
   kale, cilantro o diente de león
2 chayotes o pepinos
1 jícama o 1 nabo
1 cucharada de aceite de oliva
Sal marina al gusto

SUPERVITAL
1 manojo de cilantro
1 manojo de espinaca
20 hojas de kale
2 limones
1 cucharada de chlorella
4 avellanas crudas

SMOOTHIE

BATIENDO LA VIDA

Es una manera fácil de comer una gran cantidad de verdura que de otra manera no sería posible tomar, pues la masticación de la fibra requiere mucho trabajo y con alta probabilidad nos llenaría antes de poder ingerirla en su totalidad. Para absorber bien las cualidades de los batidos es importante que lleven algo de grasa buena. Puede ser un chorrito de aceite de coco, de oliva de primera presión en frío, de chía, de linaza o también puedes añadirle unas nueces o almendras, serán suficientes dos o tres.

La textura añade un toque de sofisticación a un batido. Entre más tiempo de batido, más sensual. Cuando está menos batido hay que masticar más la bebida y es por tanto menos agradable de beber.

> Un batido contiene tanto la fibra de la verdura y la fruta como su jugo.

INGREDIENTES PARA DOS PERSONAS

VOLADOR
300 ml de agua o té de menta
10 hojas de espinacas
1 manzana
1 limón
1 trocito de jengibre al gusto
1 trozo de sábila o aloe vera
3 almendras

VITALIC
300 ml agua o jugo de naranja
1 manojo de perejil
4 hojas verdes de col
1 pera
1 pizca de canela
1 chorrito de noni líquido
1 limón
3 avellanas

PROFUNDO
300 ml de agua o té de diente de león
Algunas hojas de acelga
2 ramas de apio
¼ de papaya
1 limón
1 pizca de canela
2 nueces de Brasil

DESPERTAR
300 ml de agua o té de anís
1 pepino
2 ramas de apio
1 aguacate
1 ramita de cilantro
2 ajos
Agua templada
Sal marina
1 limón
1 chorrito de aceite de oliva

RELAX
300 ml de té de manzanilla,
10 gotas de valeriana
1 manzana
1 chorrito de miel
1 limón
½ cucharadita de aceite de coco

ENRAIZANDO
300 ml de agua o té de romero
1 betabel
1 zanahoria
1 manzana
½ toronja
1 trocito de jengibre
3 nueces pecanas

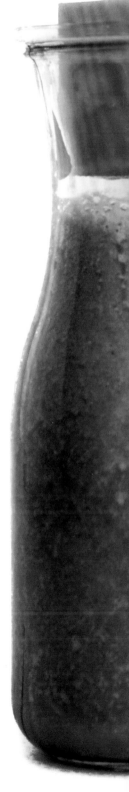

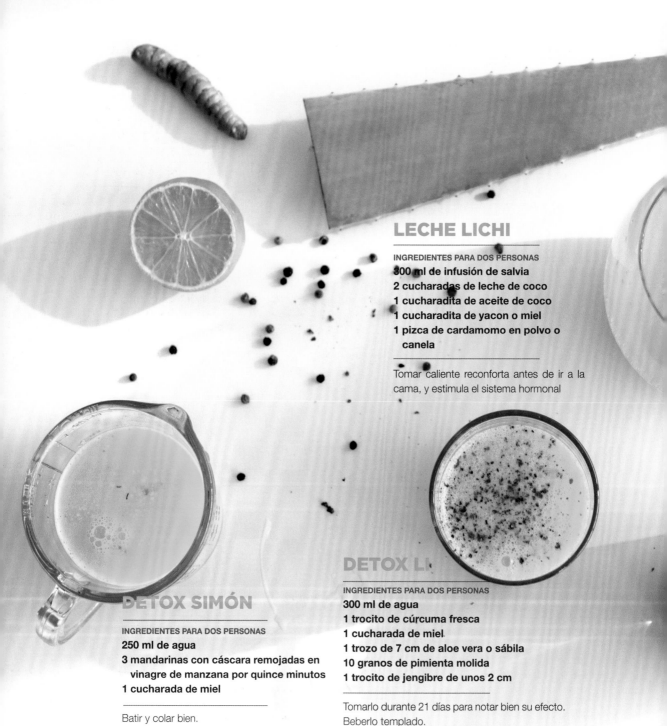

LECHE LICHI

INGREDIENTES PARA DOS PERSONAS

300 ml de infusión de salvia
2 cucharadas de leche de coco
1 cucharadita de aceite de coco
1 cucharadita de yacon o miel
1 pizca de cardamomo en polvo o
canela

Tomar caliente reconforta antes de ir a la cama, y estimula el sistema hormonal

DETOX LI

INGREDIENTES PARA DOS PERSONAS

300 ml de agua
1 trocito de cúrcuma fresca
1 cucharada de miel
1 trozo de 7 cm de aloe vera o sábila
10 granos de pimienta molida
1 trocito de jengibre de unos 2 cm

Tomarlo durante 21 días para notar bien su efecto.
Beberlo templado.
Un potente y profundo desintoxicante.

DETOX SIMÓN

INGREDIENTES PARA DOS PERSONAS

250 ml de agua
3 mandarinas con cáscara remojadas en
vinagre de manzana por quince minutos
1 cucharada de miel

Batir y colar bien.
Tomarlo durante cinco días ayuda a eliminar metales pesados.
Beberlo a temperatura ambiente.

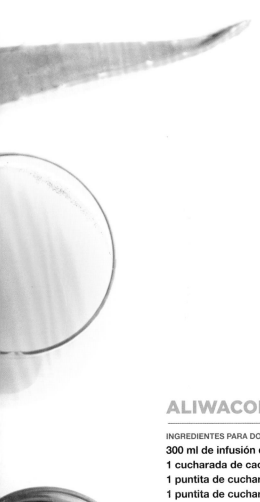

BEBIDAS MEDICINALES

Hay muchas opciones deliciosas para crear bebidas calientes o frías que además de ser ricas nos apoyan en procesos de desintoxicación de una forma reconfortante.

Las infusiones o tés de hierbas no gustan a todo el mundo, pero son una alternativa que va haciéndose más popular, y la oferta en cafeterías y restaurantes es mayor cada día. Es recomendable probar bebidas que tonifiquen el organismo, apoyen el proceso de eliminación de toxinas del cuerpo y además sean antiinflamatorias.

Diente de león, manzanilla, astrágalo, tribulus, cola de caballo, uña de gato, romero, tomillo, boldo, cardo mariano, pau d'arco (palo de arco), salvia y té matcha son algunas plantas esenciales que recomendamos tener en tu cocina alquímica.

ALIWACOFY

INGREDIENTES PARA DOS PERSONAS
300 ml de infusión de diente de león o manzanilla
1 cucharada de cacao en polvo crudo
1 puntita de cuchara de reishi
1 puntita de cuchara de chaga
1 cucharadita de maca
1 cucharadita de yacón, miel o miel de ágave
1 cucharadita de aceite de coco

Batir bien hasta crear espuma a causa del aceite de coco.
Beber caliente.
Muy energético y un gran adaptógeno que te equilibra.

OTRAS RECETAS de bebidas medicinales:
Agua de chía y limón. Un clásico digestivo
Leche de almendras con cúrcuma y miel. Tonifica para el descanso
Té matcha con una cucharadita de aceite de coco. Te despeja
Leche de alpiste con maca, canela y miel de maple. Te da energía

EL AGUA

La gran aliada de la vida

Bebe como si comieras

Beber agua es vital para nuestro cuerpo, no podemos olvidarla. Si no bebes agua suficiente, debes hacer un esfuerzo para incorporarla en tu alimentación diaria. Comprender su función esencial para tu vida puede que te inspire para beberla como un acto de sanación y de placer. Puedes estar seguro de que una vez incorporada la costumbre de beber agua pura, en tu día a día jamás dejarás de consumirla y apreciarla.

El agua nos ayuda a mejorar el funcionamiento del organismo, a diluir y eliminar sustancias nocivas, fortalecer el sistema inmunitario así como a hidratar la piel y el cerebro tonificando su función.

El agua es una excepcional fuente de energía: la fuente de la vida. Limpia, hidrata, disuelve grasas, diluye sustancias tóxicas, drena y arrastra.

El agua es un ser vivo y, como tal, sensible a toda vibración. Entre más conscientes seamos de su valor, más poderoso será su efecto en el cuerpo.

¿Qué pasa si no se bebe agua? La piel se seca, aparecen arrugas, las funciones internas se ralentizan, la asimilación de los alimentos se altera y se crean estreñimiento, sensación de cansancio, embotamiento y cefalea, y se forman gases. Por otro lado, las sustancias residuales de la alimentación, al no ser diluidas y arrastradas, pueden ser tóxicos que generen enfermedad.

La cantidad de agua a beber depende de la edad y el tamaño de la persona.

Un bebé, hasta el cuarto mes, es conveniente que beba 400 ml al día. Un niño, hasta los tres años, entre 500 ml a un litro al día. Para un adulto es aconsejable entre uno y medio a dos litros al día; si hace deporte, hasta tres litros. Es importante tener en cuenta la calidad del agua que se bebe.

Las aguas embotelladas, antes de consumirlas, hay que trasladarlas a una jarra de cristal vertiéndolas desde cierta altura para que esa agua estancada se dinamice.

Si se usa el agua del grifo, lo aconsejable es que el agua se ponga en jarras de cristal y se consuma de un día al siguiente para que se evapore el cloro. Debes tener en cuenta que muchas aguas de grifo vienen con flúor, y que es importante eliminarlo.

Hoy en día hay muchas opciones interesantes para tratar en casa el agua de grifo y obtener agua pura sin necesidad de hacer complejas instalaciones y con costos muy razonables. Evita siempre que sea posible las aguas envasadas en plástico.

Recuerda que somos principalmente agua. Es imprescindible cuidar el agua que bebes.

Come como si bebieras

MASTICAR

La digestión empieza cuando sabemos que vamos a comer y cuando olemos la comida, es un proceso de preparación que inicia el cuerpo para recibir el alimento.

La siguiente fase inicia cuando el alimento entra a la boca, se mastica y se mezcla con la saliva, gracias a cuyo pH y la enzima amilasa los nutrientes y los hidratos de carbono hacen una importantísima parte de la digestión. No ocurre igual con las proteínas ni las grasas, las cuales se digieren en el estómago.

Todo alimento vivo ha recibido la energía del sol, de la luna, de la lluvia y del viento, y el punto de entrada de todas esas energías junto con las propiedades en sí del alimento es la boca. Los labios son la puerta y la parte sensorial de apreciación de las texturas.

Una buena masticación asegura una buena digestión.

MASTICA, MASTICA, MASTICA

Observa tu tendencia a engullir.

No la juzgues y simplemente sigue masticando hasta encontrar placer.

Si tienes muchos gases, puede estar relacionado con la falta de masticación. Intenta masticar de forma lenta y extensa en tu próxima comida, y verás que al poco tiempo empezarás a encontrar el punto de placer.

¿CÓMO SE BEBE?

- Lentamente
- En pequeños sorbos
- Salivando el agua en la boca
- Vigila no beber agua de golpe o a tragos rápidos.

¿CUANDO SE BEBE?

- Al despertar, para romper el ayuno, y durante toda la mañana mientras no comas algo.

- Media hora antes de la comida y de la cena para estimular la secreción de jugos gástricos.

- Bebe siempre que tengas sed, excepto justo antes o después de las comidas.

- Procura no beber mucha agua en las horas previas a acostarte si tienes la tendencia de ir demasiadas veces al baño por la noche. Es mejor que duermas y por la mañana bebas en abundancia.

- Lo ideal es no beber líquidos durante las comidas, y si se hace, debe ser en poca cantidad y de preferencia calientes.

A veces sentimos hambre, pero en realidad es sed. Bebe y comprueba.

AL EMPEZAR EL DÍA
LO MEJOR ES... BEBER

Pero antes la higiene de la boca es importante.

Durante el día, en la boca se genera entre un litro y litro y medio de saliva. Por la noche esta producción se reduce cerca de un 90 por ciento. Cuando estamos despiertos la saliva se genera de manera constante a través de dos botoncitos que tenemos en las mejillas y dos bajo la lengua. Entre otras funciones, se encarga de ayudarnos a mantener un cierto equilibrio entre bacterias buenas y patógenas.

Al despertar, después de toda la noche sin casi segregar saliva, en nuestra boca se ha cultivado una comunidad enorme de patógenos y esto lo sentimos, por el mal sabor de boca que tenemos al despertar.

El cuerpo, que es básicamente agua, durante la noche ha pasado muchas horas sin consumirla y necesita beber un par de vasos de agua antes de tomar otra cosa. Pero antes de beber y para mantener una higiene óptima es aconsejable seguir estos pasos:

1. Lávate bien los dientes con un dentífrico natural o con bicarbonato.

2. Haz buches por tres minutos con aceite de ajonjolí de primera presión en frío (es un remedio ayurveda muy antiguo y un clásico de la desintoxicación; se puede hacer mientras te bañas). Es recomendable hacerlo durante veintiún días y repetir el protocolo cada tres meses.

La práctica del enjuague bucal al principio resulta molesta para algunas personas, pero si te atreves a probar y practicarlo por 21 días vas a ver estupendos resultados.

Una vez limpia la boca de los gérmenes y bacterias que se han generado durante la noche en el ambiente húmedo de la boca:

1. Bebe un gran vaso de agua.

2. Algunos minutos después bebe un vaso de agua templada con el jugo de un limón. Para quienes sientan acidez regularmente, pueden de forma opcional tomar una pizca de bicarbonato (puedes tómarlo con un popote o pajita para no dañar el esmalte de los dientes); esto alcaliniza el sistema digestivo y nos prepara para la ingestión de alimentos.

Integra en tu vida agua y jugos por la mañana. El cuerpo te lo agradecerá, pues será un descanso para tus órganos, que podrán dedicar más energía en limpieza y desintoxicación.

SISTEMA DIGESTIVO

El centro de nuestro cuerpo es el sistema digestivo.

Es la mente y el motor de todo el organismo. Allí recibimos la información inconsciente más inmediata a la hora de acontecimientos importantes. Cuando nos enamoramos, es el estómago quien nos delata. Cuando tenemos un presentimiento, es el estómago el que nos informa. Cuando estamos preocupados, se nos cierra el estómago o comemos en exceso. Lo mismo ocurre cuando estamos deprimidos.

El sistema digestivo es aún un gran desconocido para la ciencia. Es un universo complejo de microorganismos que cooperan en el manejo y mantenimiento de la vida, formando una comunidad sabia que interactúa constantemente para mantener el equilibrio en el cuerpo.

El aparato digestivo está formado por el tracto digestivo, una serie de órganos huecos que forman un largo y tortuoso tubo que va de la boca al ano, y otros órganos que ayudan al cuerpo a transformar y absorber los alimentos.

En el sistema digestivo se generan serotonina y otros neurotransmisores, responsables de nuestro equilibrio emocional.

Nuestro sistema inmunológico está mayoritariamente en los intestinos, es allí donde el ejército de defensores está alojado, y por ello nuestra salud digestiva tiene una muy alta relación con la manera como respondemos contra virus y patógenos.

La gran cantidad de enfermedades degenerativas autoinmunes que afecta cada vez más a los seres humanos tiene que ver de forma directa con el alimento que estamos dando a nuestro cuerpo.

Lo que comemos por supuesto afecta al funcionamiento de nuestro sistema digestivo, dependiendo de si aporta vitalidad y nutrición o por el contrario recibe gran cantidad constante de tóxicos que requiere gestionar y expulsar. Asimismo, repercute en el deterioro de los microorganismos regeneradores al igual que en la salud de los órganos depurativos.

CLAVES PARA TENER UNA DIGESTIÓN SANA

Simplifica el consumo. Come despacio y mastica bien. Saborea la comida. Come cuando estés relajado. Come a intervalos regulares. Aumenta el consumo de nutrientes naturales. Restituye y alimenta las bacterias buenas. Incrementa el consumo de vegetales verdes y su fibra.

Haz mini ayunos diarios, permite que el sistema digestivo esté más de 12 horas sin trabajar para permitir una desintoxicación natural. Los ayunos de sólo bebidas son estupendos para este propósito.

Asegúrate de que evacuas correctamente y a diario.

Recuerda que la digestión sana es el principio de la buena salud y que ella, a su vez, depende de lo que comes.

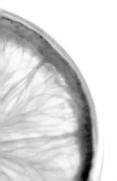

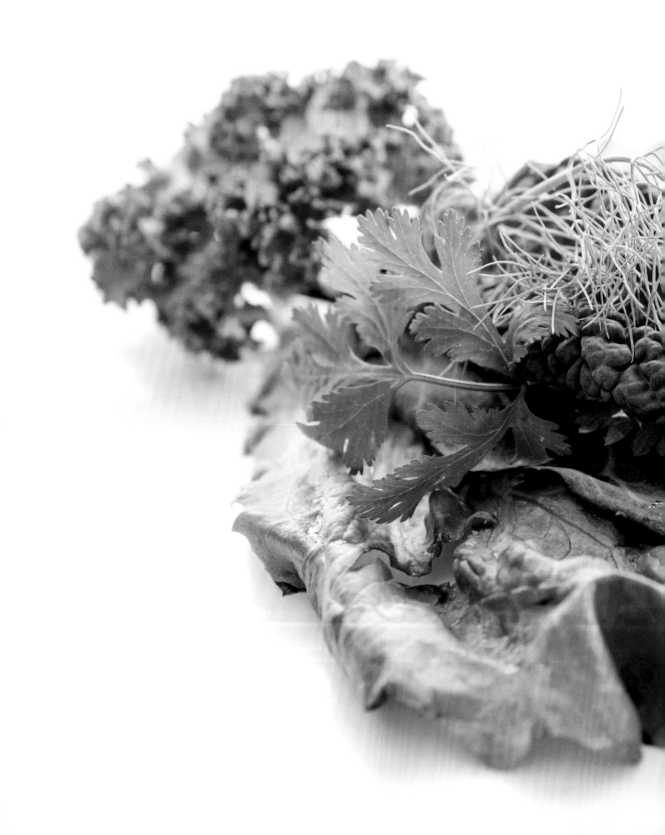

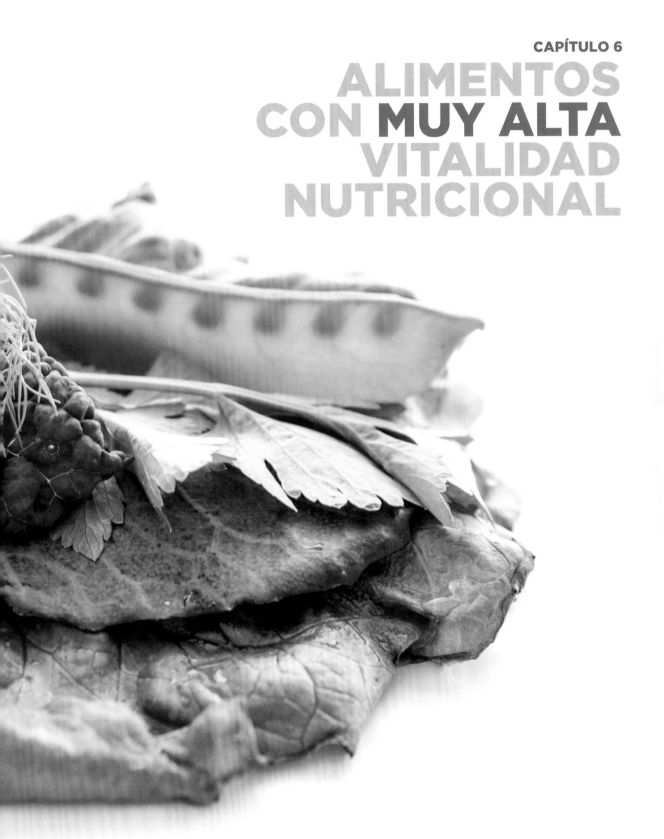

CAPÍTULO 6

ALIMENTOS CON MUY ALTA VITALIDAD NUTRICIONAL

Dentro de las múltiples opciones de alimentación disponibles para los seres humanos, los alimentos agrupados bajo esta categoría son los que sobresalen por su extraordinario aporte de clorofila, enzimas, fitonutrientes, vitaminas, proteínas y minerales, En este grupo destacan con claridad las hojas verdes.

Encontramos hojas verdes en la superficie terrestre y también en las aguas del mar. Son estas excepcionales hojas las que convierten la energía solar en alimento para alimentar el resto de la planta, tronco, raíces, semillas y frutas, pero son a su vez el alimento de mayor riqueza y vitalidad para los seres humanos.

Las hojas verdes son lo más cercano a incorporar la energía del sol en nuestro cuerpo.

Los alimentos de muy alta vitalidad nutricional tienen además una cualidad que resalta, y es su capacidad para ayudar al cuerpo a eliminar toxinas. Dentro de la cadena alimenticia son las que mejor cumplen esta vital función de nuestro organismo.

Con su alta dosis de clorofila, dan oxigeno a las células, limpian la sangre y estimulan la circulación.

Las hojas verdes también son excepcionalmente ricas en fibra prebiótica, por lo cual nos benefician no sólo en el tránsito intestinal sino en el mantenimiento de una flora positiva.

Para conservar mejor sus propiedades es importante consumirlas en su estado crudo todo lo que nos sea posible.

En la cocina vital mantener ciclos vivos de producción de germinados, creación de patés, pestos, frutas y verduras deshidratadas, bebidas y alimentos fermentados y macerados es un acto creativo que nos traslada esa energía viva a lo más profundo de nuestras células .

La vibración que emite la vida en tu cocina alza el espíritu y sana el cuerpo.

La cocina vital te invita a integrar en tu vida al menos 70% de estos alimentos en la dieta, ellos se hacen cargo de que el funcionamiento de tu cuerpo se mantenga tonificado, óptimo y limpio, energizando tu cuerpo más de lo que puedes imaginar y ayudando a una correcta evacuación que mantenga el equilibrio del sistema.

Las recetas que se comparten a continuación son de elaboración sencilla y muy sabrosas.

Anímate a probarlos. Cambiarán tu salud y tu vitalidad.

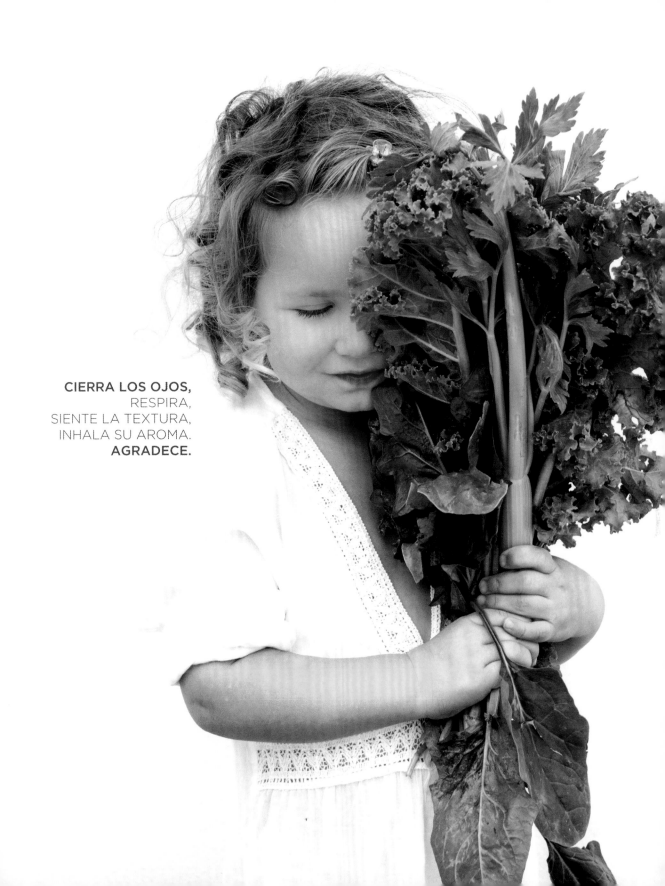

CIERRA LOS OJOS,
RESPIRA,
SIENTE LA TEXTURA,
INHALA SU AROMA.
AGRADECE.

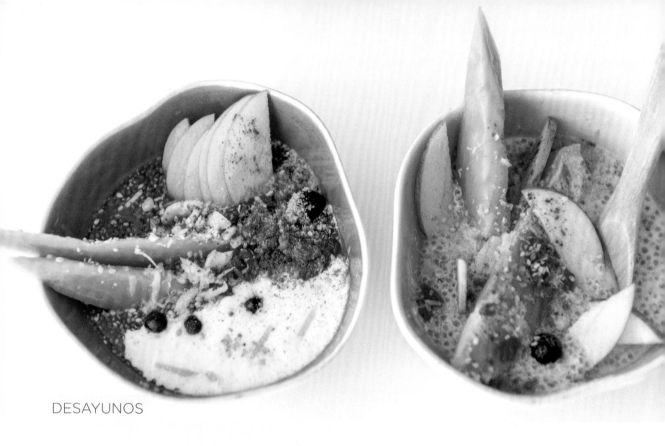

DESAYUNOS

CHÍA Y COMPAÑÍA

Lo que mejor describe la forma ideal de esta primera comida del día es que te aporte energía vital, nutrición, que esté deliciosa y que no se sienta pesada.
Que sea sencilla de preparar es clave para que se pueda incorporar a tus hábitos diarios.

INGREDIENTES PARA 2 PERSONAS
2 cucharadas soperas de chía
1 vaso de infusión de diente de león, manzanilla o agua caliente
1 trocito de papaya
½ manzana
6 arándanos
4 dátiles
1 cucharada de aceite de coco crudo
1 cucharadita de polen
2 cucharadas de leche vegetal
1 cucharadita de linaza, semillas de girasol y de calabaza recién molidas

TIEMPO DE PREPARACIÓN: 10 minutos

Remoja la chía en el vaso de infusión o agua caliente mientras cortas la fruta y preparas el resto de los ingredientes. Cuando mezcles la chía con el agua, revuélvela hasta que quede cubierta por el agua y esté bien disuelta; si no, hará grumos. Sírvela en un bol o plato mezclada con el kéfir o la leche vegetal y coloca el resto de ingredientes en la superficie de forma que quede bonito. Recuerda la importancia de comer rico y bello.

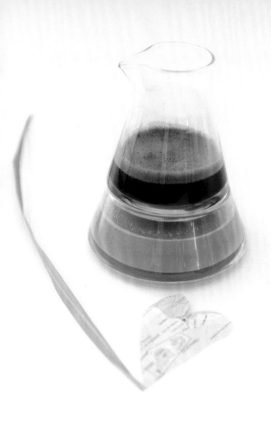

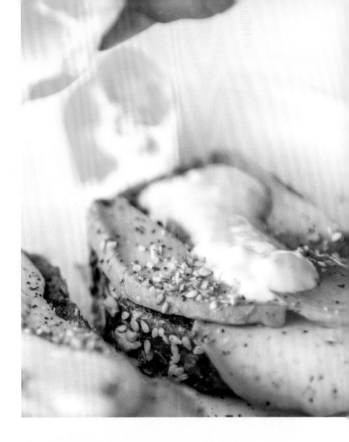

LOVE STORY

SALADITO en tostada
Mmmmmm, el pan...

INGREDIENTES PARA 2 PERSONAS
1 jugo de:
   10 hojas de espinacas o un manojo de perejil

Otro jugo de:
   3 manzanas
   1 buen trozo de jengibre
   1 limón

INGREDIENTES PARA 2 PERSONAS
4 rodajas de pan
1 aguacate
1 chorrito de aceite de oliva
1 cucharadita de miso
1 chorrito de leche de coco
1 pizca de pimienta negra al gusto
1 cucharadita de gomasio de ajonjolí al gusto
1 pimiento amarillo pequeño o un chile habanero

TIEMPO DE PREPARACIÓN: 7 minutos
Tuesta las cuatro rebanadas de pan y pon encima una cucharadita de aceite de oliva. Úntales una cucharadita de miso. Corta el aguacate en rebanadas y colócalo sobre la tostada añadiéndole un poco de gomasio de ajonjolí. Corta un pimiento pequeño o chile habanero y rellénalo con la leche de coco aderezada con pimienta negra.

Cuando hay intimidad, hay fusión

TIEMPO DE PREPARACIÓN: 10 minutos
Haz los dos jugos por separado. Preséntalos en la mesa juntos, pero aún no mezclados, para que cada persona se lo sirva en la proporción que le apetezca.

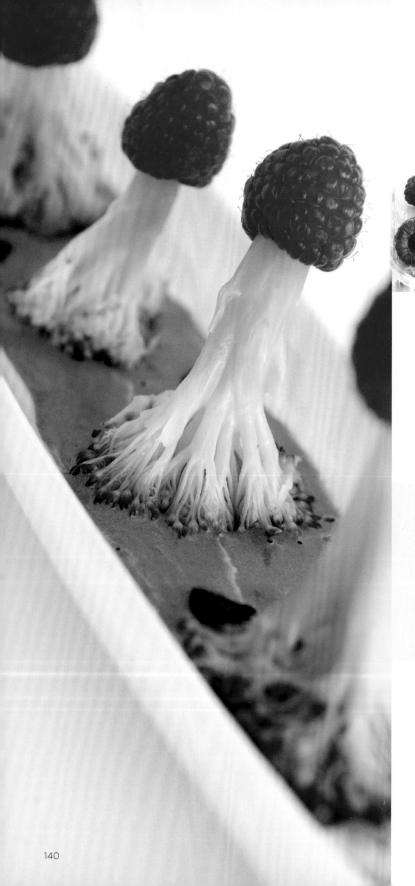

BRÓCOLI CORONADO

El brócoli es tan sabroso que casi no necesita nada. Una salsa siempre anima, y para tomarlo como aperitivo es fácil y bonito de presentar.

INGREDIENTES PARA 4 PERSONAS
1 flor de brócoli escaldada
12 frambuesas

LA SALSA
1 cucharada de tahini
2 ajos negros
1 pizca de jengibre
1 cucharada aceite de oliva
1 pizca de sal marina
½ vaso de agua
Batir bien

Corta el brócoli en flores y escáldalo por un minuto. Corónalo con las frambuesas.

Extiende la salsa en un plato y coloca los brócolis coronados encima. Corta una lámina de ajo negro y distribúyela sobre la salsa.

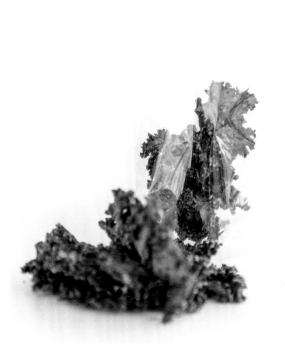

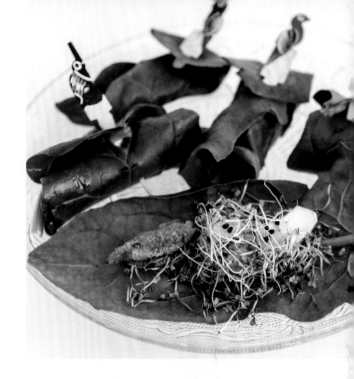

CHIPS DE KALE
con espirulina picante

INGREDIENTES PARA 150 GRAMOS DE CHIPS
300 g de kale fresca

REBOZADO
3 cucharadas de semillas de lino molidas
½ cucharada de espirulina
100 g de nueces de la India recién molidas
½ cucharadita de raspadura de limón
1 pizca de sal marina
½ cucharadita de pimienta negra molida
150 ml de agua

TIEMPO DE PREPARACIÓN:
Rebozado: 10 minutos.
Deshidratación: 5 horas

Bate bien todos los ingredientes para el rebozado y déjalo reposando veinte minutos.

Remoja el kale durante cinco minutos en agua con una cucharada de vinagre y enjuaga.

Agrega los ingredientes y reboza el kale con las manos. Extiéndelo en las bandejas del deshidratador.

Deshidrata durante cinco horas a 42 °C.

DIPS DE ESPINACA rellena

INGREDIENTES PARA 12 PIEZAS
12 hojas de espinacas o algunas hojas
    grandes de otro vegetal

RELLENO
100 g de amaranto
1 pizca de jengibre picado
1 aguacate cortado en doce tiras alargadas.
1 taza de germinados de cebolleta o alfalfa
20 g de salsa chipotle o pimentón dulce
2 cucharadas de aceite de oliva
1 pizca de sal

Mezcla todos los ingredientes para el relleno. Coloca una cucharada de la mezcla sobre una hoja de espinacas. Envuélvelo como regalo y sujeta con un palillo.

Nada más hermoso que apreciar el sabor de las cosas puras, sin más. El brócoli es tan alcalino, tan generoso con sus propiedades, que lo vamos a honrar sin que pierda nada de personalidad.

SOPA DE
BRÓCOLI
casi puro

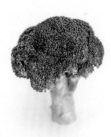

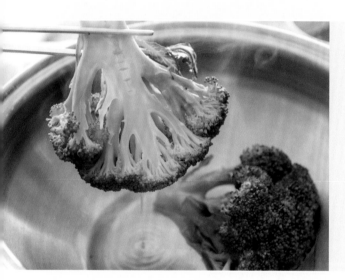

INGREDIENTES PARA 2 PERSONAS

300 ml de agua para hervir

1 flor de brócoli

Si las hay, guardar las hojitas del brócoli para la presentación final

1 cucharadita de crema de queso de almendras o 1 cucharadita de leche de coco con ½ limón **(opcional para la presentación y añadir un toque ácido)**

1 toquecito de pasta de umeboshi **(opcional para la presentación y añadir un toque medicinal)**

TIEMPO DE PREPARACIÓN: 10 minutos

Poner agua a hervir y una vez en ebullición introducir la flor entera del brócoli y escaldar por un minuto.

En una batidora hacer una crema con el brócoli añadiendo unas gotitas de aceite de oliva crudo y una pizca de sal marina hasta crear una textura sedosa.

EMPLATADO

Preséntalo poniendo sobre la sopa un toque de leche de coco o un trocito de tofu, una puntita de pasta de Umeboshi y una hojita pequeña del mismo brócoli. Es rica caliente, templada y fría. Permite todas las temperaturas.

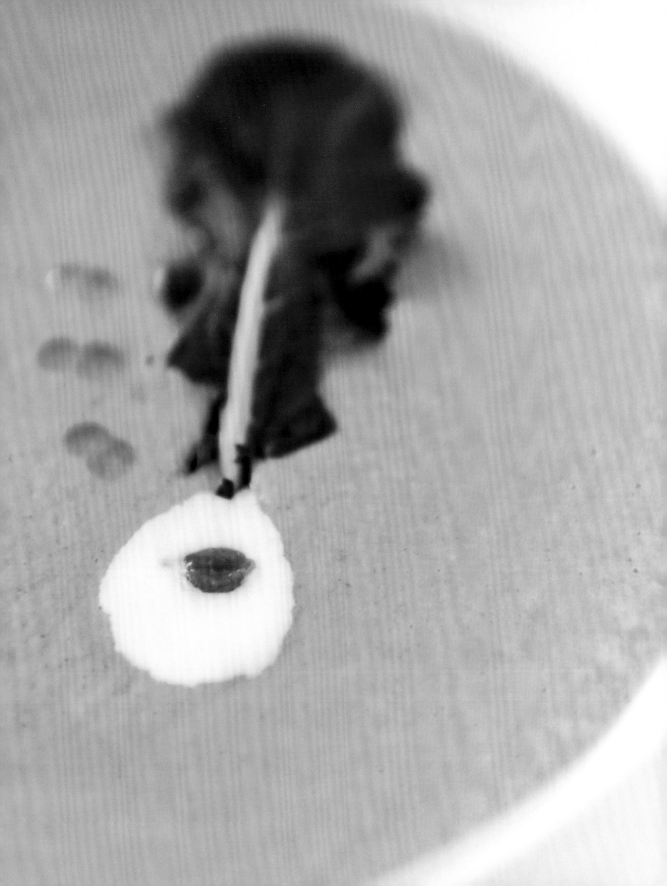

El cilantro es una de las maravillas que nos da la tierra, gran aliado para desintoxicar el cuerpo. Introducir cilantro en la dieta es una forma de estimular el cuerpo suavemente a liberar toxinas.

SOPA DE
CILANTRO CRUDA

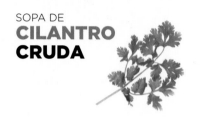

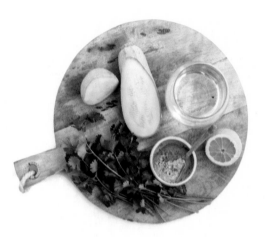

INGREDIENTES PARA 4 PERSONAS

1 manojo de cilantro fresco

1 calabacita

1 cucharada sopera de aceite de oliva

1 chorrito de limón

10 semillas de cilantro tostadas y molidas

1 cucharadita de gomasio clásico

1 cucharadita de leche vegetal o de coco

500 ml de agua

TIEMPO DE PREPARACIÓN: 10 minutos

Bate bien todos los ingredientes hasta que la mezcla resulte sedosa.

EMPLATADO

Sirve en un plato y adorna con un chorrito de aceite, unos trocitos de cebollín cortado fino y una ramita de cilantro sobre la sopa. Añade una lágrima de leche vegetal o de coco.

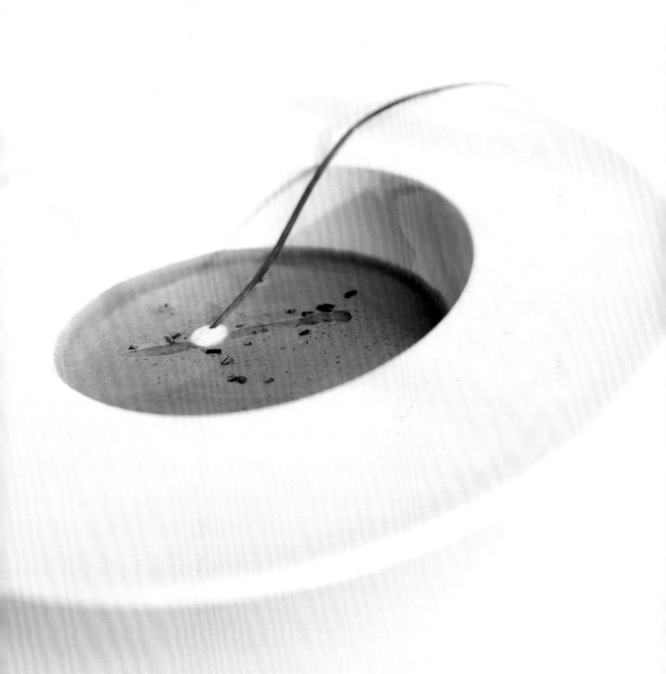

Esta sopa es un clásico de la cultura japonesa y de la cocina macrobiótica.
Una sopa que proporciona beneficios probióticos y mantiene la flora intestinal en buen estado, gracias a la fermentación del miso.
Aporta un sabor intenso, delicioso para untar, para hacer salsas, macerar, hacer patés y sopas.

MISO ZEN

La sopa de miso ayuda a mantener el aspecto joven. En Japón la toman a diario. Tiene ácido linoleico, que mantiene la piel suave y reduce la pigmentación. También tiene actividad antioxidante, otro factor que ralentiza el proceso de envejecimiento y reafirma la piel.

Proporciona un alto contenido de proteína vegetal.

INGREDIENTES PARA 4 PERSONAS

1 cucharada sopera de pasta de miso disuelta en ½ vaso de agua caliente.

300 ml de agua

2 champiñones

2 flores de brócoli pequeñas

1 cucharada de gomasio clásico

1 chorrito de limón

3 gotitas de aceite de ajonjolí tostado (opcional)

1 cucharada de alga arame o wakame

5 ramitas de cebollín picado

TIEMPO DE PREPARACIÓN: 10 minutos

Calienta el agua y escalda el brócoli y los champiñones por treinta segundos.

Retira 100 ml de agua caliente (no hirviendo) para disolver el miso.

Saca del agua el brócoli y los champiñones para trocearlos por separado para emplatar.

Apaga el fuego y añade el miso disuelto.

Sirve añadiendo sobre la sopa las gotitas de aceite de ajonjolí tostado, las verduras cortadas, el gomasio y un poquito de cebollín picado, que le da color y el toque japonés.

Esta sopa la puedes hacer con otros vegetales. Recuerda que el miso no debe hervir y que entre más crudos estén los vegetales más beneficio obtendrás.

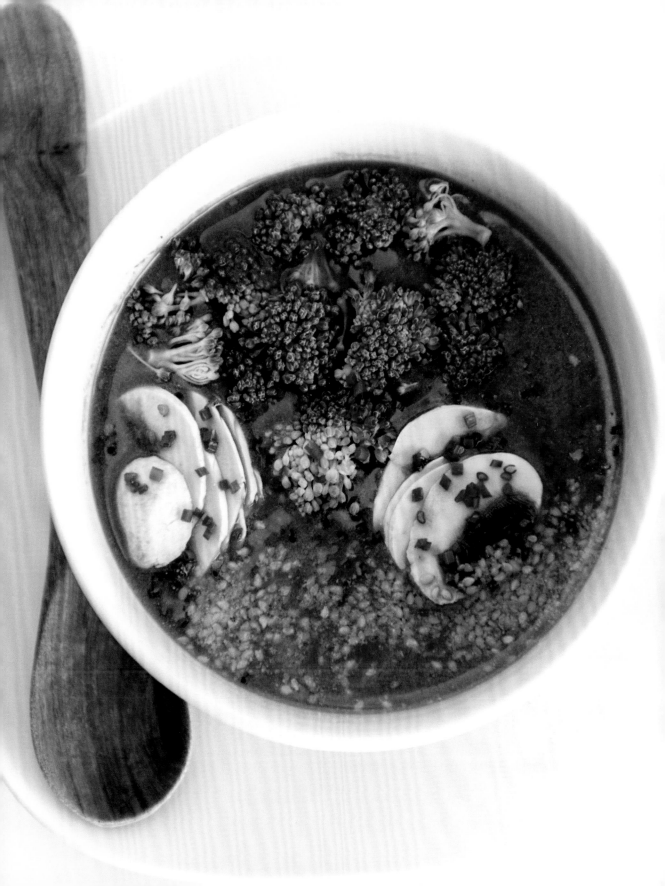

Es deliciosa de preparar. El contacto de las manos con las hojas al masajearlas es una sensación muy bonita, te sorprenderá que después de acariciar las hojas un ratito pareciera que están cocinadas.

ENSALADA
MASAJEADA

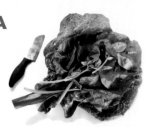

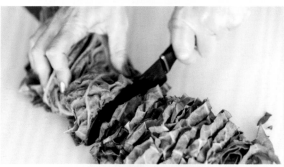

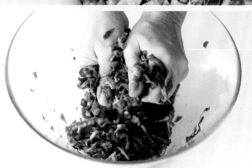

INGREDIENTES PARA 2 PERSONAS

15 a 20 hojas de kale, espinacas, ruibarbo o las hojas verdes que haya en el mercado

2 cucharadas de gomasio

SALSA BLANCA

100 ml de leche de coco

Unas laminitas de chile verde picado

1 pizca de comino

1 cucharadita de aceite de coco

½ cucharada de miel

1 pizca de sal marina

Batir bien todos los ingredientes y ajustar de sabor según tu gusto.

VINAGRETA DE ARROZ

100 ml vinagre de arroz

1 cucharada de miel de agave

1 pizca de comino, canela y pimienta de cayena

Batir bien todos los ingredientes y ajustar el sabor según tu gusto.

EMPLATADO

Coloca un molde de emplatar redondo de 6 cm en un plato y rellénalo con las hojas masajeadas, apretando para que se compacten. Retira el molde y añade sobre la ensalada una cucharada de gomasio clásico. Adorna la ensalada con unos toques de pimiento rojo o ramas de ruibarbo laminado.

Presenta el plato con las salsas aparte .

Delicioso y sencillísimo de hacer.

Las hojas verdes crudas te aportan una gran cantidad de enzimas, necesarias para una buena digestión, y además tienen mucha fibra, que estimula la evacuación.

TIEMPO DE PREPARACIÓN: 15 minutos

Coloca todas las hojas una sobre otra. Enróllalas para cortarlas en líneas de 1 cm. Pon las hojas en un bol y masájealas con una pizca de sal para romper la fibra y suavizar la textura.

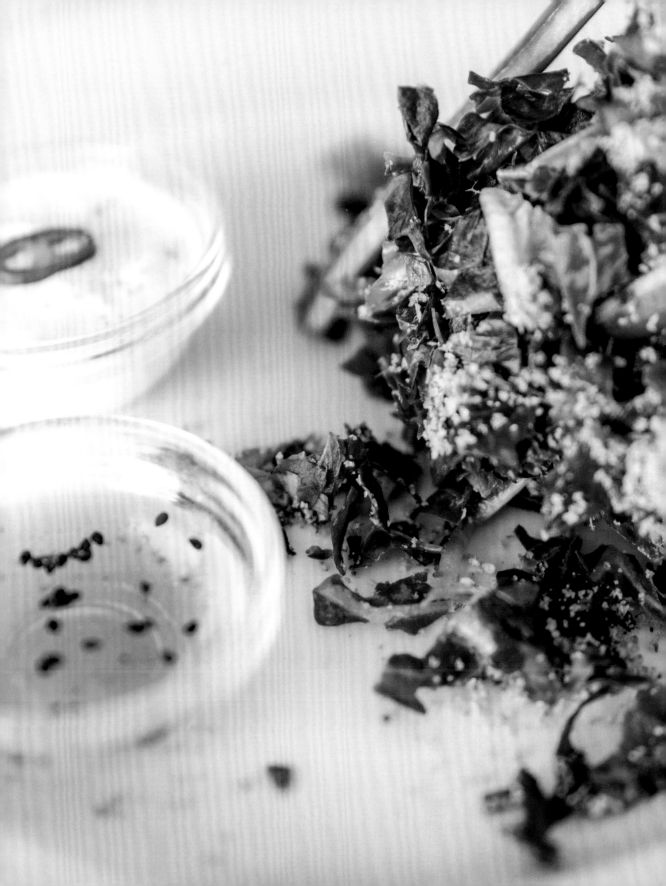

Las vainas se pueden llamar alubias, ejotes, chauchas, habichuelas o judías verdes. Otras variedades, como los chícharos chinos o los guisantes, también entran en la familia de las vainas.

TIERNOS DE VAINAS
con salsa de arándanos

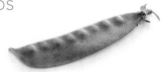

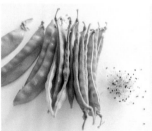

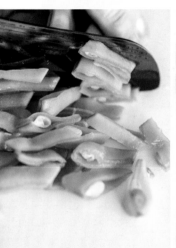

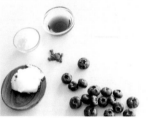

INGREDIENTES PARA 4 PERSONAS

250 g de chícharos chinos

50 g de germinados de alfalfa u otra variedad de germinado fino

SALSA DE ARÁNDANOS

50 g de arándanos frescos

1 cucharada sopera de aceite de coco crudo

1 puntita de sal marina

1 puntita de pimienta de cayena

½ cucharada de jarabe de manzana o cualquier jarabe oscuro

Unas gotitas de limón exprimido

Bate bien hasta que quede cremosa y esponjada.

En esta receta vamos a usar chícharos chinos. Podrías usar cualquiera de las variedades que existen; cambiaría la textura, sabor y consistencia, pero todos son ricos. Los chícharos chinos son muy tiernos y comerlos crudos es una delicia. Si usas variedades más duras de vainas, las puedes también cortar muy finitas o escaldarlas por treinta segundos.

Las vainas son grandes diuréticos, ayudan a regular el azúcar en la sangre. Muy recomendable para diabéticos y para personas anémicas porque tienen mucho hierro.

TIEMPO DE PREPARACIÓN: 10 minutos

Corta las vainas muy finitas y en diagonal y mézclalas con los germinados.

EMPLATADO

Coloca las vainas en el plato, agrupadas y con altura.

Añade la salsa de arándanos sobre la verdura y coloca algunos germinados por encima.

Pon unos arándanos frescos para adornar en el plato.

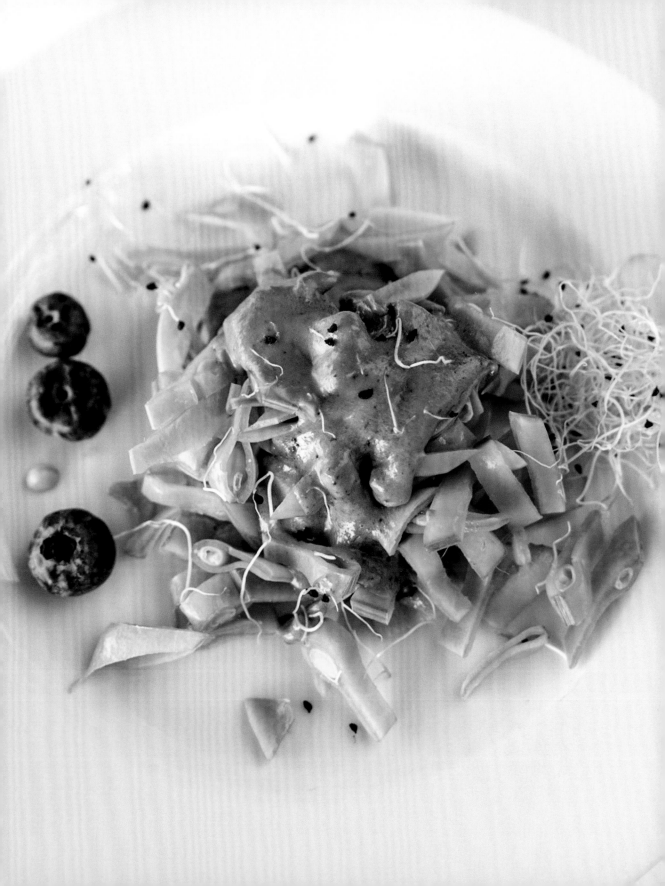

El apio es muy versátil y una excelente base para crear ensaladas y bebidas deliciosas.

ENSALADA DE
APIO Y TOFU

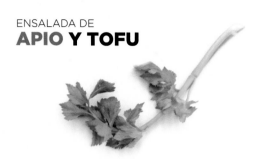

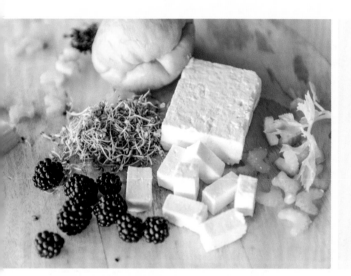

INGREDIENTES PARA 4 PERSONAS

6 ramas de apio sin hojas

2 chayotes

100 g de moras o frambuesas negras

150 g de tofu de consistencia dura

1 cucharadita de semillas de ajonjolí negro

30 g de germinados

2 cucharadas de aceite de oliva

1 cucharada de vinagre de arroz

TIEMPO DE PREPARACIÓN: 10 minutos

Lamina los chayotes con un pelador de jitomate.

Corta las ramas de apio de ½ centímetro.

Corta el tofu en cuadritos.

Mezcla todo en un bol y sazona con aceite de oliva y vinagre de arroz al gusto, o con la vinagreta de alcaparras de la página 96.

EMPLATADO

Coloca la mezcla aderezada en el centro del plato. Añade los germinados y semillas de ajonjolí negro. Listo para comer.

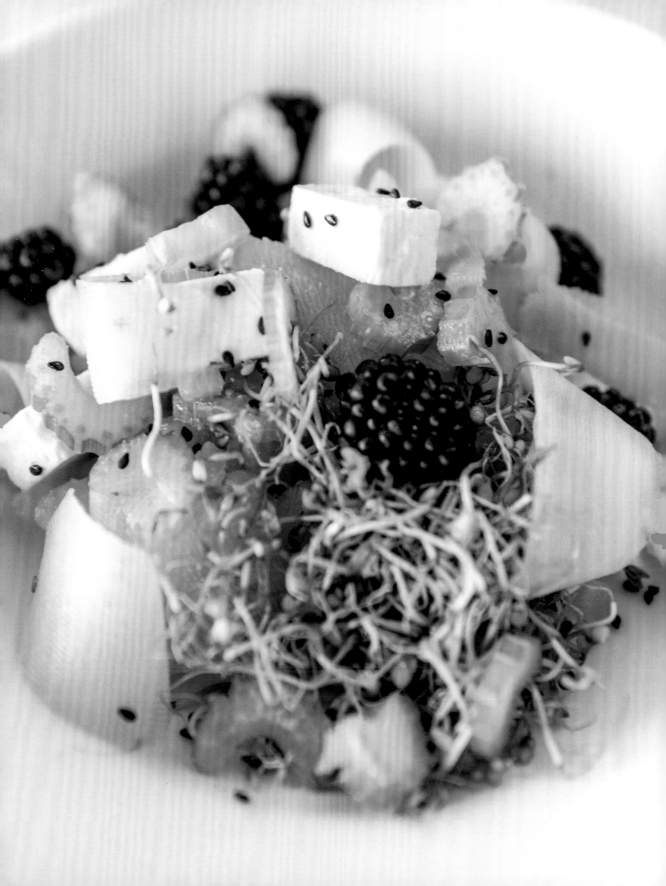

Las hojas verdes son muy variadas y se pueden comer muchas más de las que utilizamos de forma habitual para las ensaladas.

ENSALADA DE
SALVAJES VERDES
con quinoa

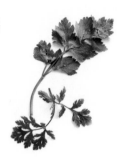

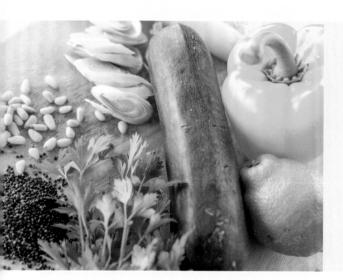

INGREDIENTES PARA 4 PERSONAS

100 g de quinoa roja o negra

150 g de hojas verdes variadas

1 poro fino

1 pimiento amarillo o naranja

1 calabacita

50 g de piñones

Aprovecha las hojas de rabanito, de zanahoria, de apio, las de hierbas medicinales tipo diente de león crudo, las escarolas, el perejil, el cilantro, la arúgula, etcétera. Explora las múltiples posibilidades para enriquecer tus ensaladas.

TIEMPO DE PREPARACIÓN: 25 minutos

Cocina la quinoa con un trozo de alga kombu. Dora los piñones.

Corta la calabacita, el poro y el pimiento en diagonal.

EMPLATADO

Crea una una cama de hojas verdes en el plato. Coloca sobre las hojas un aro de moldear y rellénalo con la quinoa apretando sobre las hojas. Añade el resto de los ingredientes cortados en diagonal para adornar la presentación. Aderezar con aceite de oliva y un poco de salsa tamari (salsa de soya sin gluten). También puedes elegir alguna salsa o idea de la pagina 96.

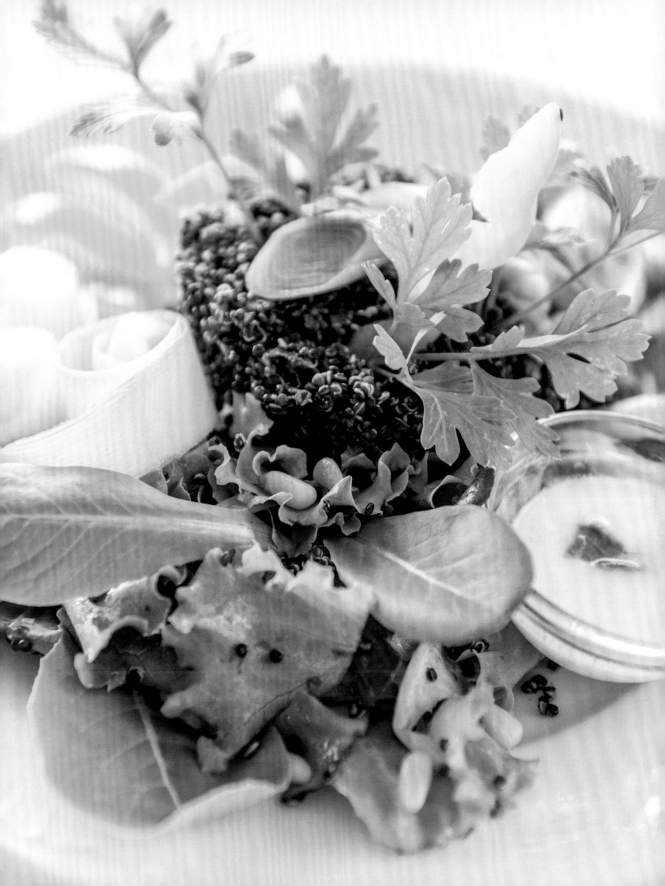

Los wraps y los tacos son un recurso fácil de preparar. Puede ser una tortilla, una crepa o una hoja que envuelve otros ingredientes, los sostiene y les da el cuerpo para comerlo a bocados. Muy versátil.

WRAP
LIVIANO
de germinados

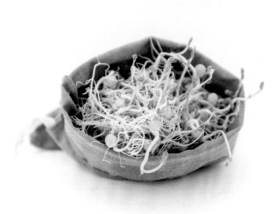

INGREDIENTES PARA 4 PERSONAS

4 hojas de achicoria roja o cualquier hoja de lechuga accesible para ti.

250 g de germinados de alfalfa o mezcla de varios.

1 pepino, sin semillas, laminado con pelador

1 betabel cortado en tiritas

20 hojas de menta

½ cucharada de sésamo negro y semillas de comino negro

TIEMPO DE PREPARACIÓN: 10 minutos.

Corta, lamina, selecciona las hojas y mezcla todos los ingredientes.

SALSA

2 cucharadas de mostaza verde o Dijón

2 cucharadas de aceite de oliva

1 cucharada de vinagre de manzana

1 cucharadita de jarabe de manzana

1 pizca de pimienta negra

1 pizca de sal marina

Mezcla bien los ingredientes y deja la salsa reposar cinco minutos

EMPLATADO

Coloca todos los ingredientes dentro de la hoja y sirve en un plato con la salsa de mostaza al lado. Alrededor de la salsa añade un poco de aceite y unas gotitas de vinagre.

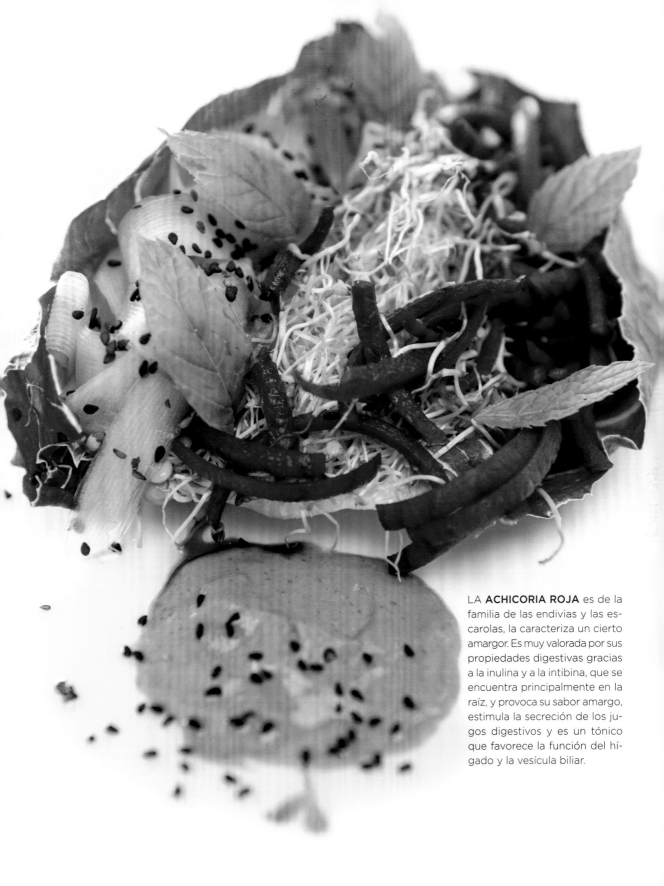

LA **ACHICORIA ROJA** es de la familia de las endivias y las escarolas, la caracteriza un cierto amargor. Es muy valorada por sus propiedades digestivas gracias a la inulina y a la intibina, que se encuentra principalmente en la raíz, y provoca su sabor amargo, estimula la secreción de los jugos digestivos y es un tónico que favorece la función del hígado y la vesícula biliar.

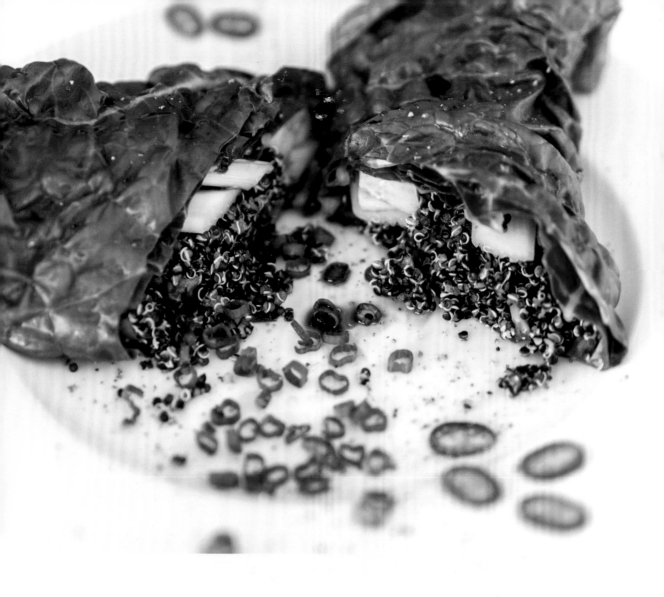

TACO DE
COL
AL VAPOR

Las hojas de col son una fuente de clorofila impresionante. Altamente diuréticas, ayudan a eliminar líquidos acumulados en el cuerpo. Tienen gran poder alcalinizante.

INGREDIENTES PARA 4 PERSONAS

4 hojas de col

1 pepino

2 ajos tiernos

2 ramas de apio

1 chile verde

150 g de quinoa roja, blanca o negra

2 cucharadas de aceite de oliva

1 cucharada de salsa tamari

2 cucharadas de gomasio de wakame

Si la hoja tiene tronco grueso, descártalo y quédate sólo con la parte verde y suave de las hojas.

ADEREZO

2 cucharaditas de aceite de oliva, cáñamo, o lino

½ cucharadita de vinagre de manzana o Umeboshi

½ cucharadita de tamari (salsa de soya sin gluten)

1 cucharadita de gomasio de wakame, véase la página 104.

Batir bien.

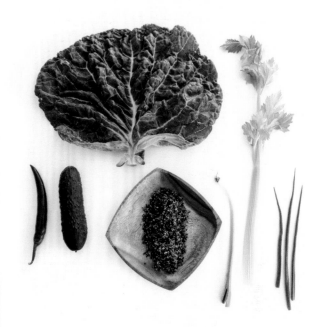

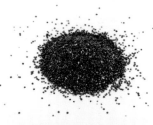

LA QUINOA NEGRA

Todas las clases de quinoa son muy ricas en proteínas. El color negro de la quinoa indica la presencia de antocianinas, sustancias anticancerígenas. También contiene litio, un antidepresivo natural ideal para personas estresadas, tensas y con cambios de humor repentino.

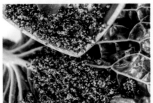
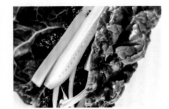
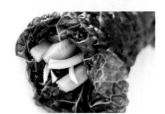

TIEMPO DE PREPARACIÓN: 25 minutos

Cocina la quinoa con alga kombu o wakame y una pizca de sal (véase la página 110). Sazónala con aceite de oliva, una cucharadita de salsa tamari y gomasio de wakame. Corta el pepino, el apio y el ajo tierno en tiras a lo largo. Rellena la hoja de col con los ingredientes y ciérrala con palillos. Cocina el taco al vapor por dos minutos para suavizar la textura de la hoja y semicocinarla. Retira el taco del recipiente y ponlo sobre una madera para cortarlo en diagonal.

EMPLATADO

Coloca las dos partes del taco cortado una al lado de la otra y adereza el plato con el chile verde laminado y el aderezo.

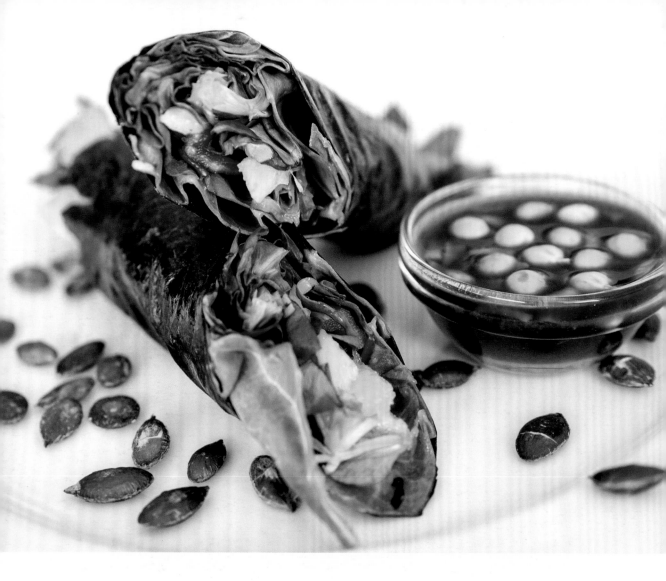

SUSHI DELUX

El sushi suele gustarle a todo el mundo. Tal vez por el peculiar sabor del alga nori, que tiene una profundidad muy particular.

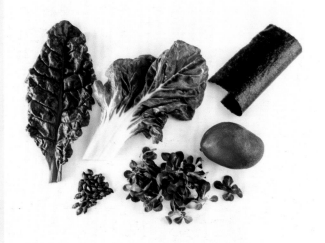

INGREDIENTES PARA 4 PERSONAS

4 hojas de alga nori para sushi

4 hojas de acelgas, o cualquier hoja grande

150 g de hojas de berros

1 mango o un aguacate

50 g de semillas de calabaza

SALSA

4 cucharadas de salsa tamari (salsa de soya sin gluten)

Wasabi al gusto

50 g guisantes frescos

El **ALGA NORI** es un alimento remineralizante y de fácil digestión, muy adecuado para deportistas y personas convalecientes. En la medicina china se le considera una planta de naturaleza térmica enfriadora, y se recomienda para sudores, ardor de estómago, estreñimiento y menopausia.

En general todas las algas nutren el agua en el cuerpo, por lo que son muy aconsejables para la salud de los riñones y la vejiga. El alga nori se caracteriza por su riqueza en carotenoides, pigmentos fotosintéticos con propiedades antioxidantes y depurativas.

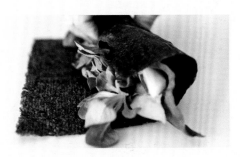

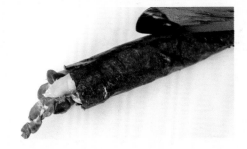

TIEMPO DE PREPARACIÓN: 15 minutos

Coloca las hojas verdes una sobre otra. Añade el mango cortado a lo largo. Extiende la hoja de nori sobre la tablilla de madera especial para sushi; si no la tienes, simplemente colócalas sobre una superficie plana para enrollarlas.

Enrolla presionando con los dedos hasta que hayas hecho un cilindro y por último pega el alga nori con una gota de agua en el borde de la hoja.

Corta en diagonal y sirve con las pepitas de calabaza tostadas y la salsa tamari con wasabi y guisantes.

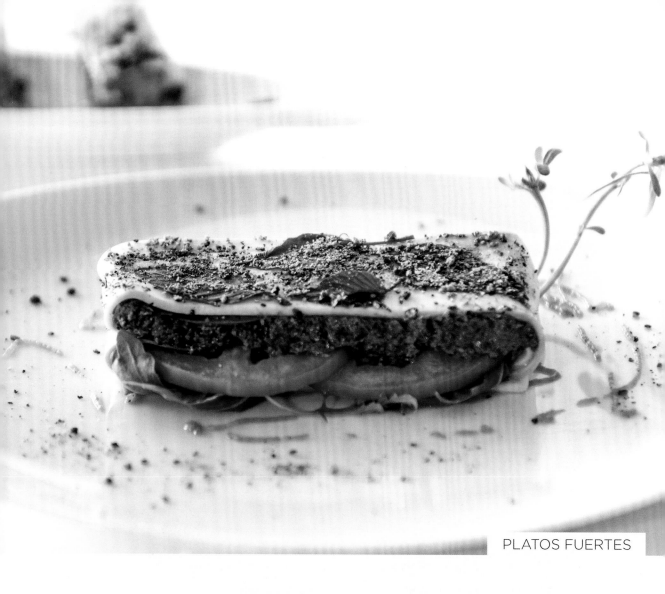

LASAÑA
FRESCA
al pesto

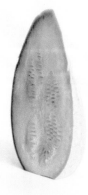

La lasaña es un plato
que a los niños
siempre les gusta.

LA CALABACITA

¡Es un ingrediente muy versátil! Se puede hacer espagueti o, como en esta receta, utilizarlo a modo de masa para hacer las capas de la lasaña. La calabacita también es ideal para hacer cremas y patés.

De la calabacita, más del 95 % es agua. Es una hortaliza muy rica en potasio, fósforo, calcio y, en menor proporción, magnesio, sodio, hierro, manganeso, zinc, selenio y cobre.

Muy poderosa y sutil.

INGREDIENTES PARA 2 PERSONAS

2 calabacitas

2 jitomates

100 g de arúgula

50 g de hojas pequeñas para adornar, como berros o canónigos

Pesto (véase la página 95)

4 cucharaditas de aceite de oliva

2 cucharadas de mostaza verde o Dijon

1 cucharada de tahini

1 pizca de sal

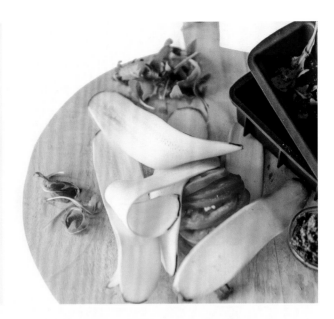

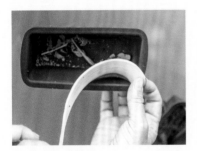
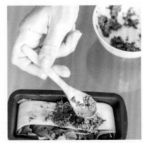
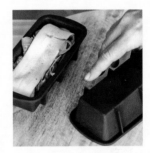

TIEMPO DE PREPARACIÓN: 15 minutos

Haz ocho láminas de dos milímetros de grosor con la calabacita. Corta los dos jitomates en rodajas de dos milímetros. Coloca en la base del molde las hojas pequeñas, pimienta negra recién molida y una cucharada de aceite de oliva. Pon la primera capa de calabacita en el fondo del molde y añade por capas el pesto, el jitomate, la arúgula y continua montando varios pisos hasta que el molde esté lleno.

Si no tienes molde o los quieres hacer de manera individual, simplemente ve colocando los ingredientes por capas en un plato y al final añade pimienta negra, un chorrito de aceite de oliva y una pizca de sal.

EMPLATADO

Coloca el molde en un plato y dale la vuelta. Decóralo con alguna ramita de arúgula u otra hierba que adorne. Espolvorea en el plato gomasio de semillas de calabaza. Haz una salsa densa con un toque de mostaza verde mezclada con una cucharada de tahini y medio limón exprimido; ponla alrededor de la lasaña y espolvorea el plato con pimienta negra.

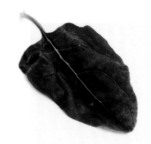

Un plato que sorprende, las texturas bailan al masticar.

BOLAS DE AMARANTO
con espinacas y piñones

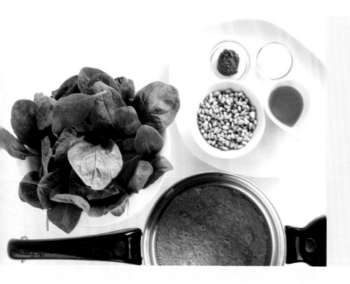

INGREDIENTES PARA 4 PERSONAS

150 g de amaranto cocinado con un trocito de alga kombu

100 g de piñones recién tostados

1 manojo de espinacas frescas

4 cucharadas de aceite de oliva

5 gotitas de aceite de ajonjolí tostado

½ limón exprimido

¼ cucharadita de hinojo fresco picado

1 puntita de cardamomo y canela al gusto

SALSA: 4 cucharadas de leche de coco, o de yogur de almendra con dos cucharadas de aceite de oliva, y semillas de hinojo tostadas y molidas. Añade una pizca de sal y bátelo bien.

TIEMPO DE PREPARACIÓN: 45 minutos

Cocina el amaranto (véase la tabla de cocción de la página 113) con alga kombu para enriquecerlo con los minerales de las algas. Una vez cocinado déjalo enfriar y mézclalo bien con las espinacas crudas cortadas finamente, los piñones tostados, el cardamomo, la canela y las gotitas de aceite de ajonjolí tostado y haz unas bolitas de 4 cm.

EMPLATADO

En el fondo del plato pon la salsa, un chorrito de aceite, el jugo de limón y tres rodajas de aguacate. Coloca las bolas sobre esta base o con algún elemento decorativo que levante el plato (como las calabacitas deshidratadas de la foto).

AMARANTO: ALIMENTO CARDIOSALUDABLE

El amaranto y el teff son cereales muy poderosos que se consiguen sin modificación genética. El primero contiene aceites esenciales oleico y linoleico y potentes antioxidantes como el escualeno. Es diurético. Su sabor es verdaderamente especial, muy de la tierra.

Sobrevive en cualquier clima y situación.

El amaranto es como bolitas de caviar que crujen en la boca. Su densidad y textura permiten que se pueda modelar con facilidad.

Es un aglutinante perfecto. En México se consigue ya inflado y es difícil comprarlo en grano, aunque cada día hay más demanda y se encuentra en tiendas de productos naturales.

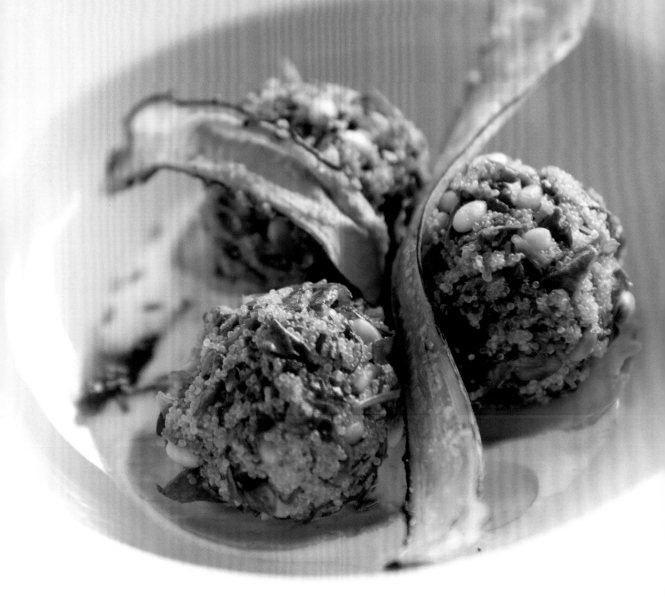

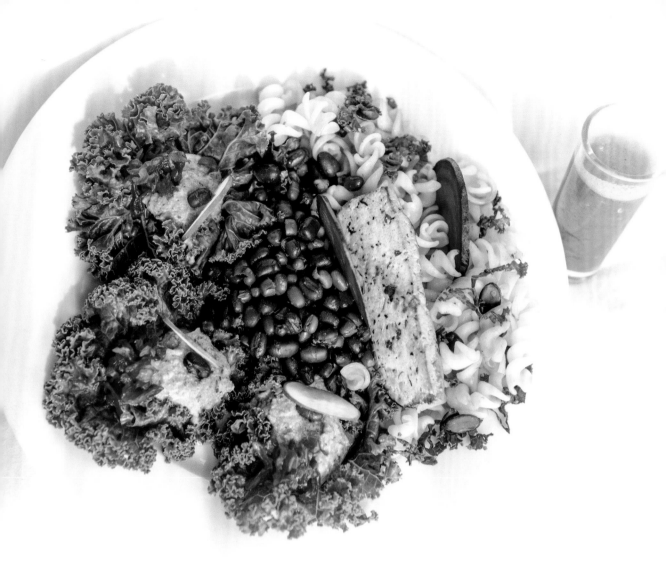

FLORES DE CREMA DE AZUKIS

AZUKIS

Una joya de cereal

Facilita los procesos digestivos y favorece el desarrollo de la flora intestinal. Su aporte en tiamina o vitamina B_1 la hace perfecta para procesos de desintoxicación, protege nuestro corazón y estimula el funcionamiento de nuestro riñón, ayuda a regular el azúcar en la sangre y es altamente aconsejada para las mujeres embarazadas por su riqueza en minerales, así como su capacidad de estimular la leche materna.

INGREDIENTES PARA 2 PERSONAS

100 g de azukis
1 trocito de alga kombu
100 g de espirales de arroz
1 cebolla mediana
15 g de semillas de lino molido
6 hojas de kale
1 rabanito
4 rodajas de betabel
100 g de tofu ahumado
2 cucharadas de chucrut de col morada
1 cucharada de aceite de oliva
1 pizca de sal marina
½ limón
20 g de semillas de calabaza tostadas al
    momento

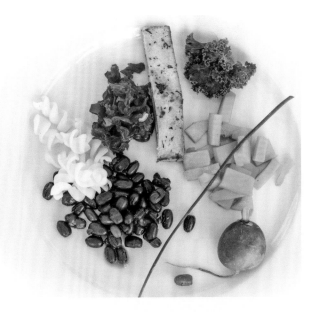

TIEMPO DE PREPARACIÓN: 50 minutos

Pon los azukis en agua y cuando hiervan cámbiales de nuevo el agua para evitar los gases que podrían provocar. Ponlos a hervir de nuevo en agua con un trocito de alga kombu y una cebolla por 45 minutos.

Saca la mitad de los azukis y bátelos con las semillas de lino molidas, 4 cucharadas de aceite de oliva crudo de primera presión en frío, una pizca de sal y la cebolla.

Los otros azukis tan sólo sazónalos con aceite de oliva y una pizca de limón.

Cocina las espirales de arroz y cuando estén listas añádeles unas gotas de aceite de oliva, sal y pimienta.

Asa el tofu en una sartén hasta que esté dorado.

EMPLATADO

Pon 3 cucharadas de la pasta de azukis y semillas de lino en el lateral del plato y rodéalas con las hojas de kale a las que previamente les has quitado el tronco.

Pon las espirales en el otro lateral del plato y coloca en el centro las azukis enteras cocinadas y sazonadas. El tofu lo puedes clavar entre las azukis y las espirales, y decora con las rodajas de rabanillo y betabel para darle más vistosidad al plato y añadir el toque dulzón y picante de estos ingredientes. Espolvorea las semillas de calabaza recién tostada y coloca el chucrut creando las flores de pasta de azukis sobre el centro de la flor.

Por último, vierte un chorrito de aceite sobre todo el plato.

Puedes comerlo acompañado de cualquier salsa picante para darle más intensidad y presencia al plato.

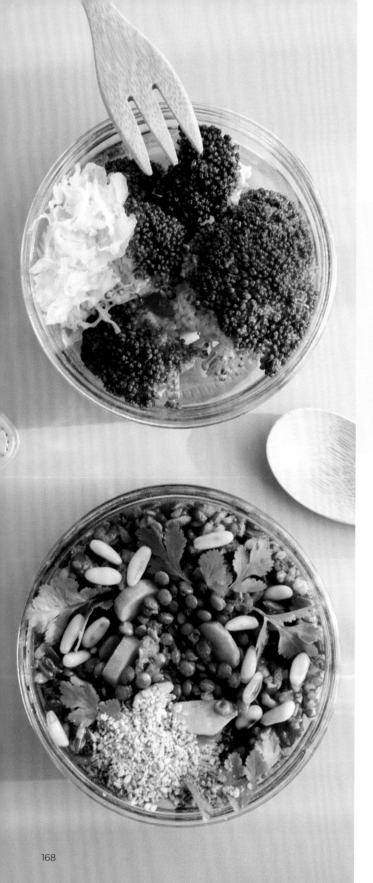

KIT DE OFICINA

ENSALADA DE LENTEJAS CON ARROZ ROJO Y BRÓCOLI ESCALDADO

INGREDIENTES:

150 g de arroz rojo cocinado

100 g de ensalada de lentejas y cilantro

100 g de brócoli escaldado

20 g de chucrut

1 cucharada de piñones tostados

1 cucharada de gomasio clásico

5 ramitas de cilantro fresco

¼ de zanahoria sofrita

1 puntita de sal marina

INGREDIENTES PARA LA ENSALADA DE LENTEJAS Y CILANTRO

100 g de lentejas, ½ cebolla, 2 ajos, 3 clavos de olor, un trocito de canela en rama, 1 pizca de sal

Siempre es ideal cocinar y tener opciones para preparar el almuerzo sin complicarse mucho. Por eso es mejor cocinar siempre un poco más para que te sirva de almuerzo. Las lentejas pueden durar hasta tres días una vez cocinadas. El arroz también.

Cuando hayas cocinado las lentejas, corta cilantro fresco al gusto y zanahoria sofrita y mézclalos con las lentejas cocinadas. Sazónalas con un chorrito de limón y un chorrito de aceite de oliva.

Cocina arroz rojo. Agrega una cucharada de aceite de oliva y una de salsa tamari.

ESCALDAR EL BRÓCOLI. Pon un poco de agua a hervir y echa el brócoli por un minuto hasta que el color verde sea intenso.

PREPARA EL ALMUERZO PARA LLEVAR. Pon tu almuerzo en un recipiente de cristal, preferiblemente, usando esta proporción:

30% de arroz, 30% de lentejas, 30% de brócoli y 10% de chucrut.

Añade un poco de gomasio y unos piñones tostados.

ARMA TU KIT DE OFICINA

Qué libertad proporciona llevar tus alimentos al trabajo, la universidad, la escuela, una reunión o algún viaje, sabiendo que es rico, te va a nutrir y no tienes que buscar un sitio dónde comprar tu comida.

Preparar tu kit de alimentos para estas ocasiones siendo consciente de lo que comes es un gran paso. Si consumes 70% de tus alimentos de manera consciente en tu ritmo diario y son especialmente nutritivos, vas a mantener una salud tonificada y una energía mucho más elevada que si comes cualquier cosa por la calle.

Te invitamos a que te prepares una bolsa con estos alimentos, que resulte cómoda y agradable de llevar, incluye un juego de recipientes y una botella de cristal para transportar tu agua o tu bebida probiótica.

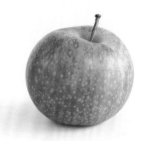

MANZANA

Una manzana es muy fácil de llevar y siempre te alimenta y da vida.

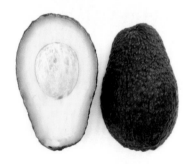

AGUACATE

Un aguacate es maravilloso para saciarte y nutrirte cuando estás trabajando. Es fácil de llevar y sólo necesitas una cucharita para comerlo.

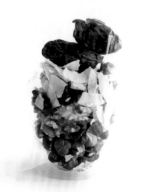

BOLSA DE FRUTOS SECOS

Siempre es fácil llevarlos contigo y te salvan de comer cualquier cosa sin valor nuricional.

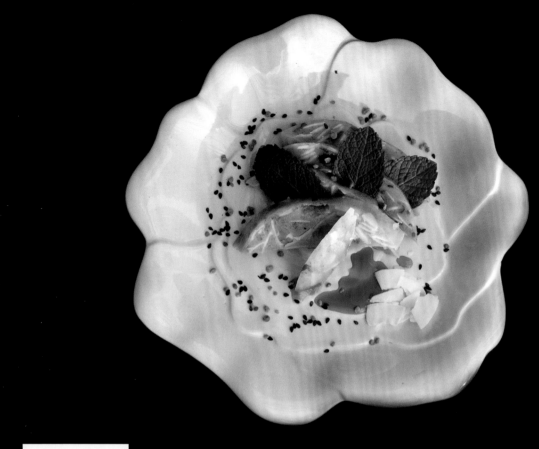

GELATINA
de té matcha y coco

INGREDIENTES PARA 4 PERSONAS
1 cucharadita de agar-agar
150 ml de agua
2 cucharadas de coco laminado
1 cucharadita de té matcha
1 cucharada de pasas de Corinto
1 cucharada de leche de coco
1 cucharadita de aceite de coco
1 cucharada de miel de agave cruda

Calienta el agua y cocina por un minuto el coco laminado y las pasas. Añade la cucharadita de agar-agar y remueve hasta que comience a espesar. Continúa echando el té matcha, la leche de coco, el aceite de coco y la miel de agave cruda. Mezcla todo bien dejándolo en el fuego por un minuto. Vierte el líquido en moldes redondos y déjalo enfriar hasta que se endurezca. Desmolda y córtalo en rebanadas para que se vea el relleno, y sírvelo en un plato con hojas de hierbabuena.

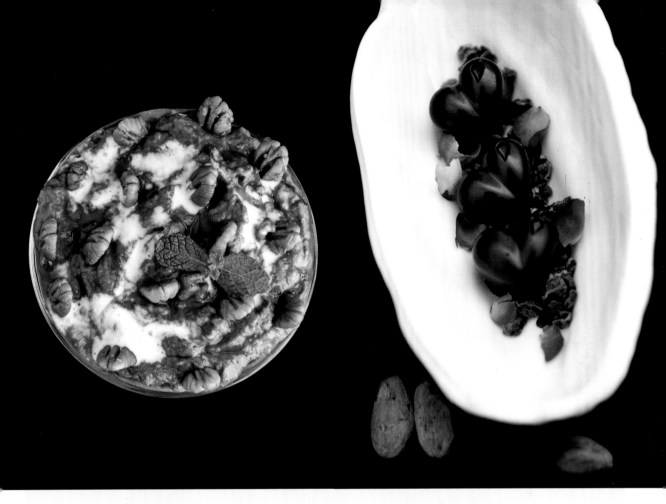

MOUSSE DE AGUACATE Y CACAO

INGREDIENTES PARA 2 PERSONAS
1 aguacate
2 cucharadas de algún jarabe recomendado
1 cucharada sopera de cacao en polvo crudo
2 cucharadas de aceite de coco
2 cucharadas de leche de coco
1 puntita de cardamomo en polvo y canela
30 g de nueces

Bate todo bien hasta conseguir una consistencia similar al mousse. Preséntalo colocando las nueces introducidas en el mousse, añade una cucharada de leche de coco y coloca una ramita de menta.

¡Sorprendente!

CORAZONES DE CHOCOLATE

PARA LOS MOMENTOS ESPECIALES
100 g manteca de cacao
100 g cacao en polvo
50 g de de algún jarabe recomendado
10 g de maca (opcional)
5 g de reishi (opcional)
2 cucharadas de vainilla líquida
1 pizca de pimienta de cayena
50 g de almendras

Derrite la manteca de cacao a fuego muy bajo. Mezcla todos los ingredientes. Vierte en moldes de corazon y pon a enfriar en el refrigerador para que compacte.

¡¡¡Disfrútalos!!!

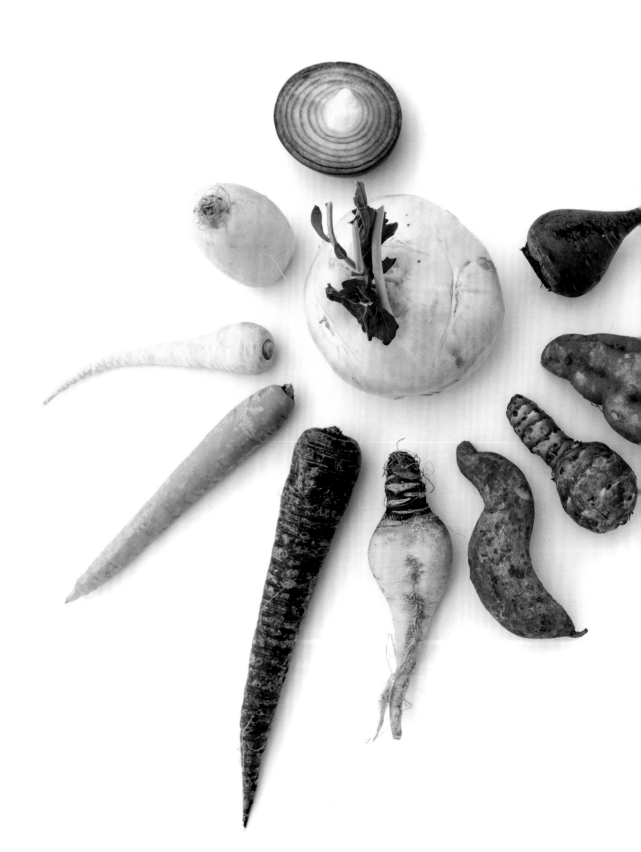

CAPÍTULO 7

ALIMENTOS CON **ALTA** VITALIDAD NUTRICIONAL

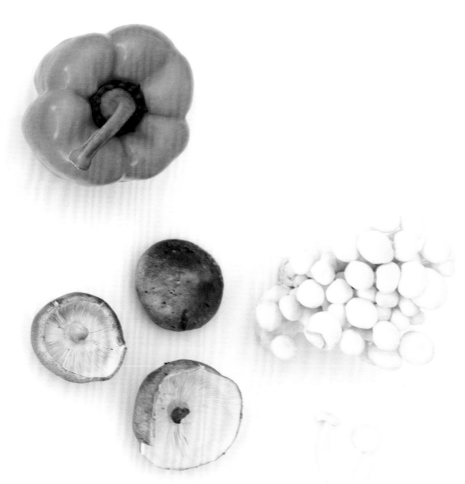

Los alimentos que llamamos de alta vitalidad nutricional son la segunda categoría en la escala después de los de muy alta vitalidad.

Son alimentos de gran valor para una alimentación práctica y adecuada.

Encontramos en este grupo aportantes maravillosos de proteína vegetal, vitaminas, fitonutrientes, minerales y enzimas.

Son alimentos que nos proporcionan valiosas fuentes de glucosa y energía, además de fibra.

Muchos alimentos de este grupo nos regalan también una agradable sensación de confort, pues han sido parte fundamental de la dieta moderna, aunque desafortunadamente en un alto porcentaje con versiones refinadas y procesadas poco saludables. Rescatar estos alimentos y recuperar sus versiones integrales es un paso sencillo que nos va a traer importantes beneficios en nuestro nivel de vitalidad y salud.

Los colores que predominan en este grupo son en su mayoría colores cálidos: naranjas, morados, rojos, amarillos, ocres y blancos. Tienen en común la riqueza en antioxidantes y fitonutrientes. Las raíces, los hongos y los frutos de mata, como alcachofas, jitomates, berenjenas y judías, están dentro de este grupo. Las raíces nutren el cerebro, los colores fortalecen la piel.

LOS ALIMENTOS DE ESTE GRUPO DEBEN SER PARTE IMPORTANTE DE NUESTRA ALIMENTACIÓN DIARIA.

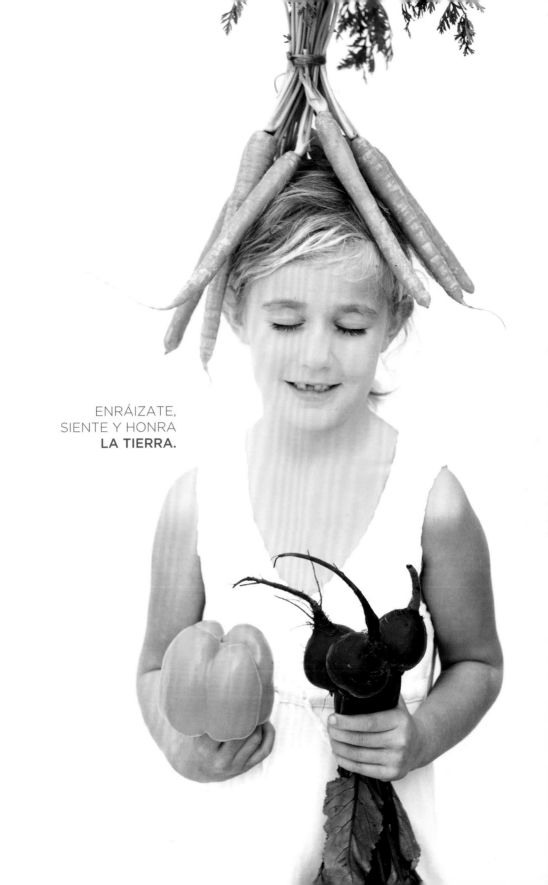

ENRÁIZATE,
SIENTE Y HONRA
LA TIERRA.

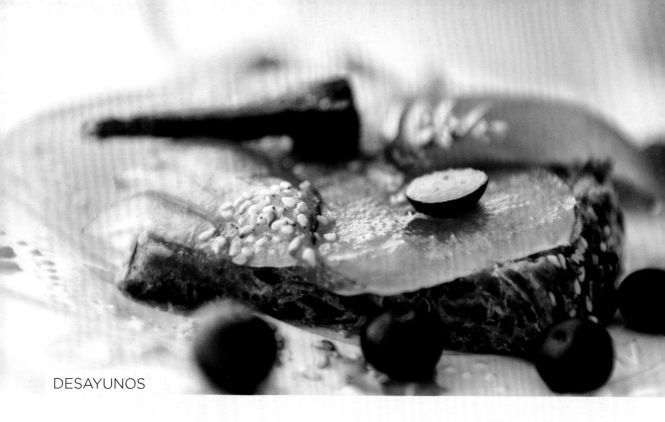

ME VOY
A LO DULCE

Recuerda siempre
evitar los panes
blancos hechos con
harinas refinadas.

INGREDIENTES PARA 2 PERSONAS
2 cucharadas de aceite de coco
2 cucharadas de tahini
4 rebanadas de pan de harinas orgánicas, de preferencia sin gluten
2 ciruelas frescas
1 higo seco
8 arándanos
1 cucharadita de miel

TIEMPO DE PREPARACIÓN: 7 minutos

Pon a tostar las rebanadas de pan, úntales el aceite de coco
y el tahini. Corta las ciruelas en láminas finas de 3 mm y colócalas encima. Corta el higo seco a lo largo y unos arándanos
por la mitad y colócalos sobre la ciruela en la tostada. Si te
gusta bien dulce, pon un chorrito de miel sobre la ciruela de-
jándola caer en el plato.

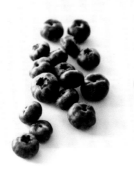

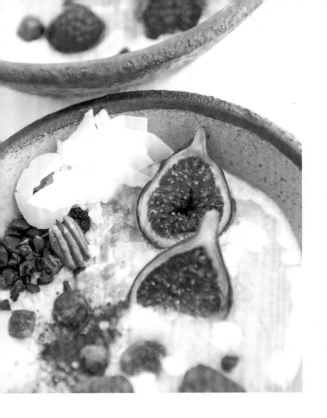

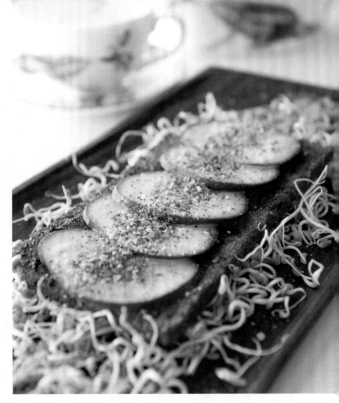

AVENA clásica

INGREDIENTES PARA 2 PERSONAS
4 cucharadas de avena
300 ml de agua
1 cucharada de semillas de chía
1 cucharada de coco en láminas
1 cucharada de polen
1 cucharada de trozos de semillas de cacao (nibs)
6 avellanas
6 nueces
2 higos
4 frambuesas
2 cucharadas de yogur de almendra u otro
1 puntita de canela en polvo
½ cucharadita de raspadura de limón
1 cucharadita de miel

TIEMPO DE PREPARACIÓN: 12 minutos

Pon el agua a calentar y cuando esté por hervir échale una pizca de sal y las cuatro cucharadas de avena. Remueve por unos segundos y apaga el fuego. Añade la chía previamente remojada, la raspadura de limón y una cucharadita de miel, si lo quieres más dulce. Pon la mezcla en dos boles y ve añadiendo el resto de los ingredientes con cuidado para presentarlo bonito. Listo para tomar.

DELI TOAST

INGREDIENTES PARA 2 PERSONAS
2 rebanadas de pan
2 cucharaditas de miso
4 cucharadas de aceite de oliva
1 pepino
50 g de germinados de alfalfa, fenogreco o brócoli, etcétera
Gomasio de wakame (véase la página 104)

El pan esenio y el pan alemán oscuro de linaza, centeno y semillas son opciones de panes húmedos que se caracterizan por su textura especial y densidad.

TIEMPO DE PREPARACIÓN: 7 minutos

Tuesta el pan, humedécelo con el aceite de oliva y unta el miso. Coloca el pan sobre una cama de germinados. Corta el pepino en rodajas finas y colócalo sobre el pan. Espolvorea el gomasio sobre el pepino y, si lo deseas, añade alguna especia como comino o pimienta negra.

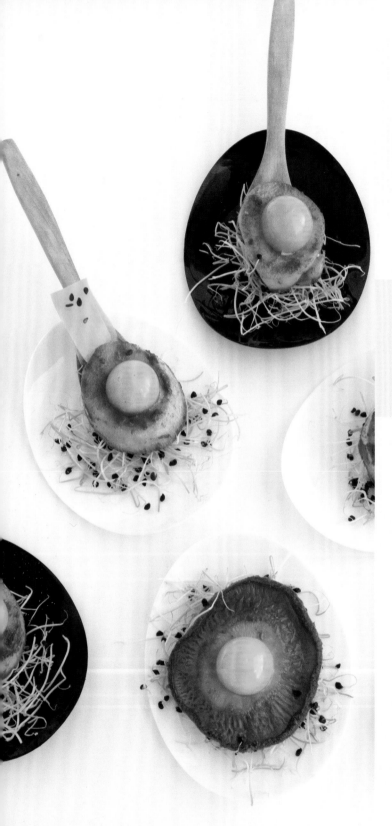

PORTOBELLO BRASEADO EN CÚRCUMA

Estas setas son sabrosas y carnosas. Son muy versátiles para hacer aperitivos deliciosos y nutritivos.

INGREDIENTES PARA 4 PERSONAS

4 hongos portobello
16 uchuvas (physalis) o corazones de alcachofa
50 g de germinados de cebollín
1 cucharada de cúrcuma molida
1 pizca de sal marina
1 pizca de pimienta negra
1 cucharada de aceite de coco
2 cucharadas de tahini o crema de ajonjolí

TIEMPO DE PREPARACIÓN: 10 minutos

En una sartén sofríe el aceite de coco, la cúrcuma y una pizca de pimienta negra. Añade los troncos de los portobellos cortados en rebanadas y la parte alta de la seta también laminada. Sofríelos en el aceite con cúrcuma y a fuego medio, dejando que se doren un poquito. Añade la sal una vez estén listos y deja tapada la sartén por 1 minuto.

EMPLATADO

Coloca la rebanada de portobello sobre una cama de germinados de cebolla en platitos individuales o en una bandeja. Pon sobre el hongo una bolita de uchuva. Éste es un aperitivo muy original y nutritivo.

La **UCHUVA** o **PHYSALIS** se conoce por muchos nombres: guchuba, tomatito silvestre, aguaymanto y otros. Es una fruta solanácea con aspecto de tomatito amarillo ácido y delicioso.

Purifica la sangre, tonifica el nervio óptico y es eficaz en el tratamiento de cataratas y afecciones de la boca y garganta. Se recomienda para combatir los parásitos intestinales.

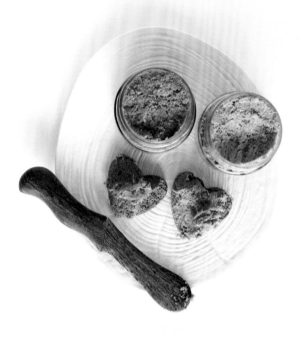

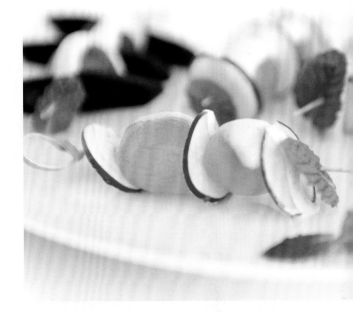

PATÉ DE KIMCHI

INGREDIENTES PARA DOS TARROS DE 75 g
100 g de ensalada prensada (véase la página 102)
50 g de salsa de kimchi (véase la página 102)
1 ajo
1 pizca de canela
1 pizca de clavo en polvo
4 jitomates secos
4 cucharadas de aceite de oliva
2 cucharadas de tahini

TIEMPO DE PREPARACIÓN: 5 minutos

(Requiere tener ensalada prensada y salsa de kimchi elaboradas previamente)

Aquí tienes dos versiones muy diferentes de paté, pero con la misma base.

1. Pon cien gramos de ensalada prensada y la salsa kimchi en una batidora. Bate manteniendo cierta fibrosidad en el paté que resulta.

2. Pon cien gramos de ensalada prensada, cuatro jitomates secos, una pizca de clavo, una pizca de canela y dos cucharadas de tahini en un vaso batidor y mézclalo bien, dejándolo un poco más cremoso.

BROCHETA DE
UVAS Y RABANITOS

PARA 12 BROCHETAS
24 uvas blancas
6 rabanitos
½ betabel
12 hojas de menta

Aderezo de coco y limón o mayonesa de piñones (véase la página 96)

TIEMPO DE PREPARACIÓN: 15 minutos

Corta los rabanitos en láminas finas y el betabel en tiras finas de 4 centímetros de largo. Pincha en un palito uvas y rabanito y en otro uvas y betabel. Añade un toque de menta sobre el pincho.

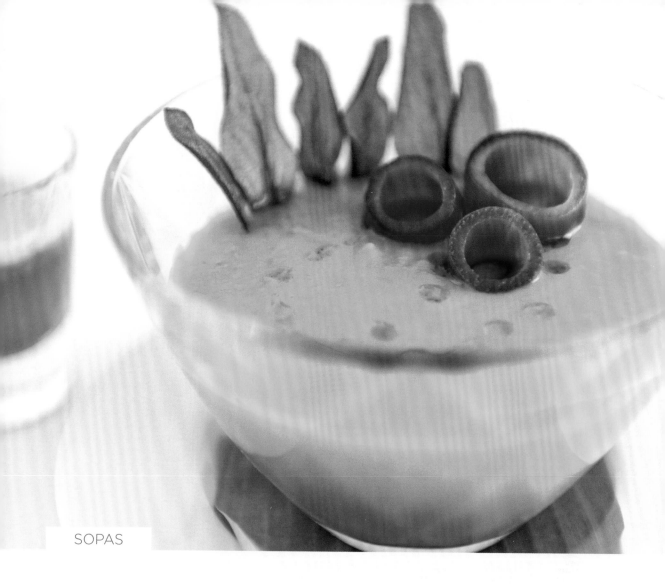

CREMA DE
**TIERRA
FIRME**

La recomendamos a deportistas de alto rendimiento y para situaciones de estrés. Contiene mucha fibra.

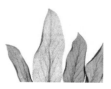

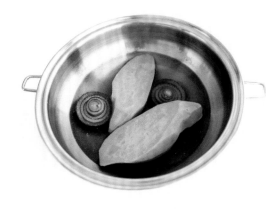

El camote o boniato es una raíz versátil, energética, dulce y nutritiva. Al tomarlo crudo destacan sus cualidades alcalinizantes, aunque puede producir algo de gases. En crudo es muy rico tipo carpaccio o como en esta receta, tan sólo dándole una ligera escaldada.

Es una de las verduras más ricas en tocoferol, una vitamina antioxidante que ayuda a mantener la piel saludable y radiante. Tiene propiedades antiinflamatorias por su alto contenido en polifenoles, especialmente en casos de reuma y artrosis.

INGREDIENTES PARA 2 PERSONAS

200 g de camote

1 pimiento rojo

1 chile poblano

1 cebolla morada

14 hojas frescas de salvia

2 cucharadas de aceite de oliva

1 pizca de sal marina

EMPLATADO

Pon en un bol o plato la sopa, saca la media cebolla con cuidado, separando las capas y creando unidades como se aprecia en la foto.

Pon las hojas de salvia alrededor para la presentación y echa por encima de la sopa unas gotitas del aceite resultante de freír la salvia.

TIEMPO DE PREPARACIÓN: 15 minutos

En una sartén pon aceite a calentar y echa las hojas de salvia a temperatura media para que queden crujientes sin quemarse. Es aconsejable echar las hojas poco a poco para poder atenderlas, pues se fríen muy rápido y pueden quemarse.

Pon el agua a hervir y echa el camote y la cebolla para que se cuezan por cinco minutos.

En una batidora añade el pimiento rojo crudo, el chile rojo, la media cebolla ya cocida y el camote. Añade dos cucharadas de aceite de oliva y sal marina al gusto. Bate todos los ingredientes hasta conseguir una cremosidad sedosa.

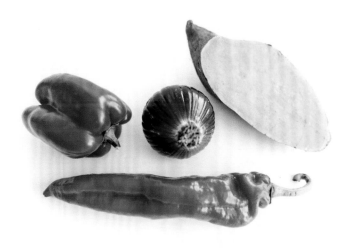

El maíz, también conocido en diferentes países como elote o choclo, constituye un alimento fundamental en la dieta de muchos países americanos, tanto por su alto valor nutricional como por sus importantes propiedades medicinales.

Es rico en potasio, selenio, hierro y fósforo.

Tiene un alto contenido de aceites esenciales.

Es una rica fuente de betacaroteno, un potente antioxidante.

Es un alimento indicado para alimentar y fortalecer el sistema nervioso.

CREMA DE
ELOTE
Y SUPERHONGOS

Los elotes son las perlas de la tierra.

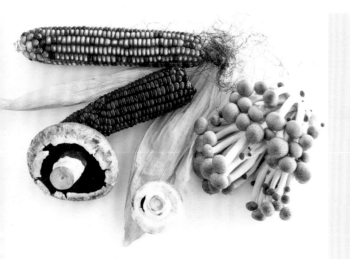

INGREDIENTES PARA 2 PERSONAS

2 elotes o mazorcas de maíz

150 g de champiñones

100 g de otras setas disponibles en el mercado

2 cucharadas de aceite coco

¼ cucharada de aceite de ajonjolí tostado

½ limón

5 ramitas de cebollín picado

1 pizca de sal marina

TIEMPO DE PREPARACIÓN: 30 minutos

Cocina los elotes por 15 minutos y añade los champiñones a la olla por dos minutos más. Desgrana los elotes y bate junto a los hongos con 250 ml del agua de la cocción. Añade el aceite de coco, el aceite de ajonjolí tostado, medio limón exprimido y una pizca de sal. Bate de nuevo hasta obtener una crema fina.

EMPLATADO

Coloca la crema en un plato hondo o un bol y decorarla con los hongos más bonitos y cebollín picado a un lado del plato. Añade unas gotas de aceite sobre la crema y sobre los cebollines.

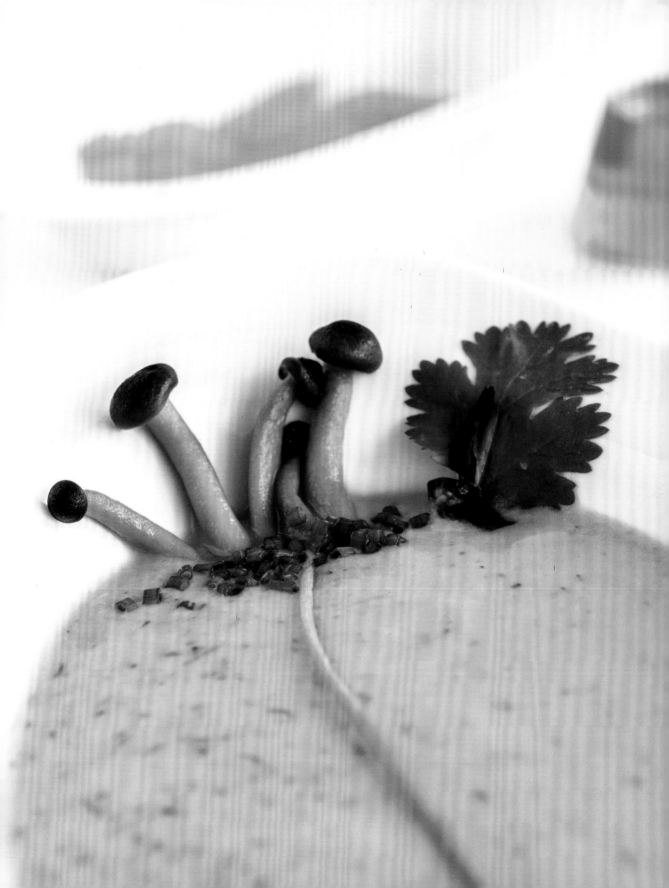

Un plato muy hogareño
que invita a reuniones
familiares.

COCIDO VEGANO

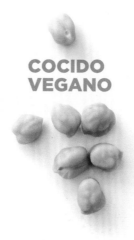

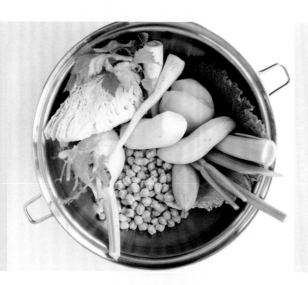

INGREDIENTES PARA 2 PERSONAS

100 g de garbanzos

¼ de col

1 hoja de col grande

½ hinojo

1 camote pequeño

1 rama de apio

1 nabo

1 chirivía

1 poro

1 cucharadita de gomasio clásico (véase la página 108)

3 cucharadas de aceite de oliva

½ cucharadita de pimienta negra

TIEMPO DE PREPARACIÓN:
45 minutos a fuego medio

Pon todos los ingredientes crudos en una olla con agua y cocínalos por 45 minutos. Al terminar añade sal marina y déjalos reposar por cinco minutos. Es un plato que está más sabroso al día siguiente de haberlo cocinado.

EMPLATADO

Corta toda la verdura en diagonal e intercala una rodaja de cada una al emplatar. Espolvorea pimienta negra, un toque de gomasio clásico encima de la hoja de col y un chorrito de aceite de oliva. Prepara un plato aparte con el caldo y añade unas hojas de hinojo fresco u otra hierba. Pon los garbanzos en otro bol con un toque de chile rojo y una cucharada de aceite de oliva.

Sirve los tres platos al mismo tiempo.

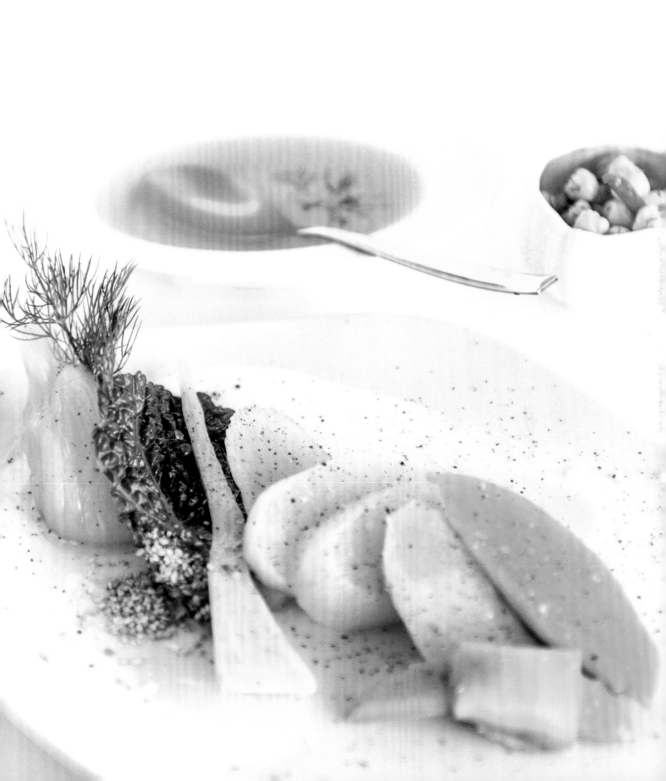

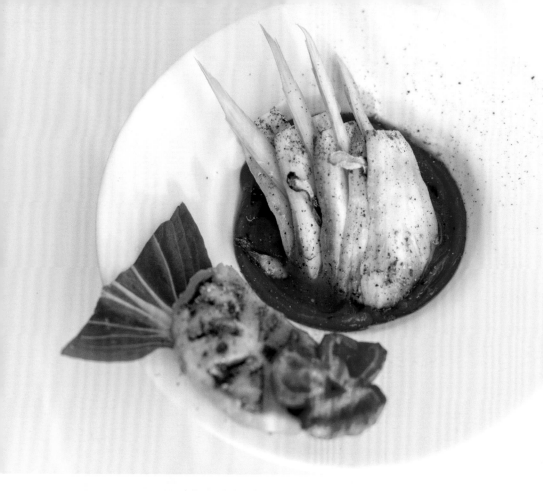

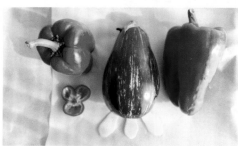

INGREDIENTES PARA 2 PERSONAS

2 pimientos rojos
1 berenjena
1 trozo de jengibre de 5 cm
1 rama de apio
2 ajos
1 pizca de sal marina
50 g de aceite de oliva

ENSALADA
LIBANESA

TIEMPO DE PREPARACIÓN: 40 minutos

Cocina el pimiento y la berenjena en un horno a 200 °C por 30 minutos. Quita la piel al pimiento y la berenjena. Mantén la berenjena entera y córtala en cinco láminas. Corta el apio fresco a lo largo en diagonal. Haz tiras largas con los pimientos rojos. Corta los ajos en láminas grandes.

EMPLATADO

Pon las tiras de pimiento en círculo alrededor del plato. Coloca la berenjena cortada en láminas verticales sobre los pimientos y un poco desplazada entre las láminas, tal como en la foto. Pon entre las capas una tira de apio y el jengibre horneado. Echa los ajos laminados en el fondo del plato, sazonados con un poco de sal marina, aceite de oliva y pimienta negra. Puedes decorar el plato con un toque de hoja fresca de col china u otra hoja tierna verde.

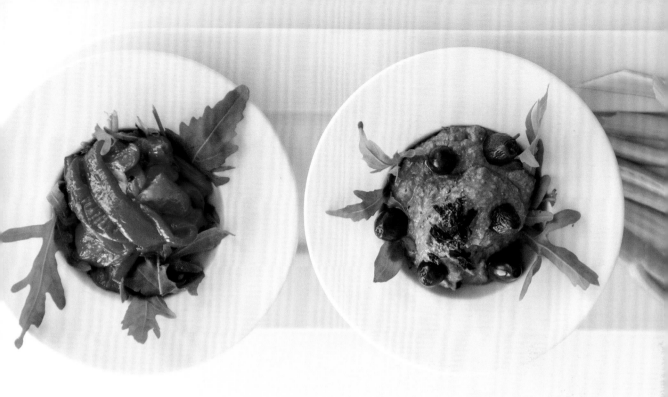

ESCALIBADA

INGREDIENTES PARA 2 PERSONAS
2 pimientos rojos
50 g de arúgula
2 ajos
4 cucharadas de aceite
2 cucharadas de vinagre de manzana
1 pizca de sal marina
1 pizca de comino molido

Pon los pimientos al horno por 30 minutos a 200 °C. Quítales la piel y córtalos en tiras alargadas. Corta dos ajos en láminas. Lava la arúgula poniéndola en remojo con dos cucharadas de vinagre.

EMPLATADO

Haz una cama verde con la arúgula, dejando algunas hojas sobre el borde del plato. Coloca en esta cama los pimientos rojos cortados en tiras mezclados ya con el aceite de oliva, la sal y los ajos. Espolvorea una pizca de comino molido al final.

PATÉ
DE ENSALADA LIBANESA

Utiliza los mismos ingredientes de la ensalada libanesa y haz un paté con ellos, añade diez aceitunas negras y una cucharada de algas nori.

Bate todos los ingredientes para crear un paté.

EMPLATADO

Pon arúgula al fondo del plato con un chorrito de aceite.

Coloca el paté que ha resultado de batir los ingredientes sobre la arúgula y adorna con unas aceitunas negras y un poco de alga nori en copos.

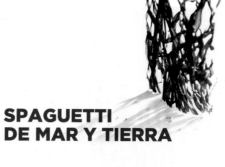

Las algas son de una riqueza extraordinaria, es aconsejable comer a diario algún tipo de alga.

SPAGUETTI DE MAR Y TIERRA

LAS ALGAS

Las algas son organismos que viven tanto en aguas dulces como marinas y pueden desarrollarse desde una pequeña estructura unicelular hasta especies de varios cientos de metros de longitud. Las algas son las verduras del mar.

El espagueti de mar es analgésico y sedante. Su contenido en hierro es casi diez veces superior al de las legumbres, lo que lo convierte en un excelente antianémico.

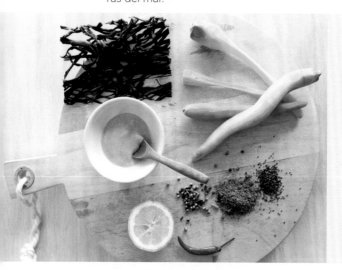

INGREDIENTES PARA 4 PERSONAS

100 g espagueti de mar *(Himanthalia elongata)*

1 zanahoria amarilla

1 zanahoria naranja

SALSA

2 cucharadas de tahini

10 bolitas de cilantro tostado

1 cucharadita de ajonjolí negro

1 ajo

1 cucharadita semillas de lino

½ limón exprimido

1 rodajita de jengibre

1 pizca de sal marina

200 ml de agua

TIEMPO DE PREPARACIÓN: 40 minutos

Pon en remojo los espaguetis de mar por media hora. Pela las zanahorias creando tiras con el pelador hasta llegar al corazón de la zanahoria. Escurre los espaguetis de mar y lávalos varias veces para suavizar el sabor a mar y mézclalos bien con la salsa en un bol.

LA SALSA

EMPLATADO

Pon los espaguetis ya mezclados con la salsa en el centro del plato y colócalos, más en alto que en ancho. Añade las semillas de amapola.

Corona la mezcla con un buen puñado de las zanahorias de colores. Échale unas gotitas de aceite de oliva y un chorrito de limón antes de servir.

Tuesta las semillas de cilantro. Muele el cilantro junto con las semillas de lino. Bate las dos cucharadas de tahini con 150 ml de agua, limón, jengibre, sal y ajo. Una vez que la salsa esté lista, añade las semillas de lino y el cilantro tostado ya molidos para conseguir una salsa espesa.

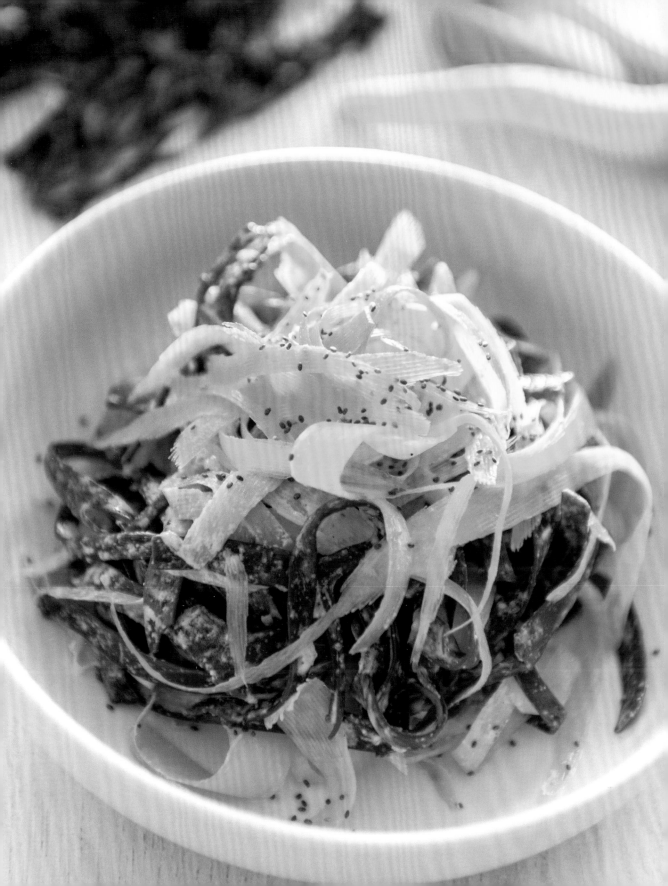

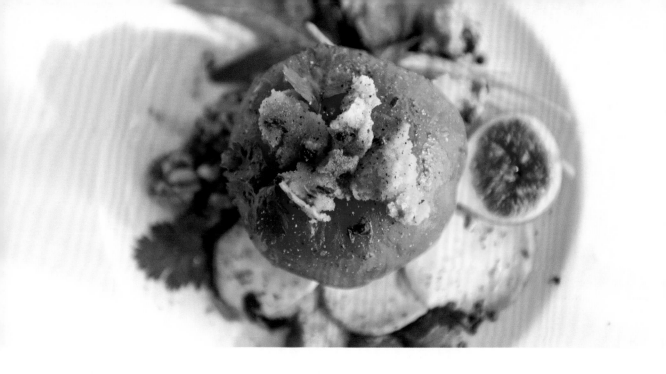

ENSALADAS
DE JITOMATE

INGREDIENTES PARA 2 PERSONAS

1 jitomate grande

1 aguacate

2 higos frescos

50 g de hojas de ensalada y cilantro fresco

50 g de queso curado de almendras (véase la
    página 106)

2 cucharadas de aceite de oliva

1 pizca de pimienta negra

1 pizca de sal marina

1 pizca de cardamomo molido (opcional)

COSTA AZUL

TIEMPO DE PREPARACIÓN: 20 minutos

Pon agua a hervir y sumetge el jitomate por
30 segundos para poder sacarle fácil la piel y
pelarlo. Corta el aguacate a lo ancho en círculos laminados de un centímetro. Corta dos
higos por la mitad en vertical. Corta un trozo
del queso de almendras curado en aceite. Lava
las hojas verdes, recuerda siempre añadir un
poco de vinagre para desinfectar. Por último,
prepara unas hojas de cilantro.

EMPLATADO

Haz en el fondo del plato una flor con los
círculos del aguacate. Añade las hojas a un
lateral del plato. Coloca el jitomate en el centro del plato, hazle un agujerito en el medio y
coloca allí el queso, como saliendo del centro
del jitomate. Pon los higos en los laterales del
jitomate y espolvorea todo con pimienta negra, sal, y un toque de cardamomo o canela.
Añade un par de cucharadas de aceite del queso sobre la ensalada.

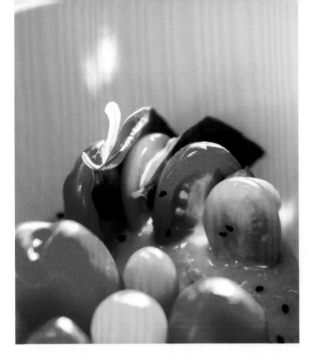
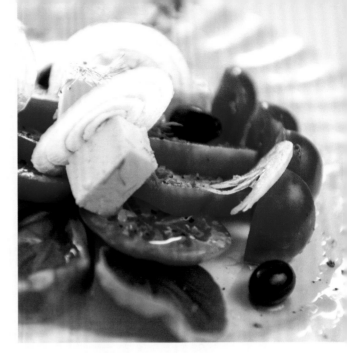

CHERRY Y ALBAHACA

INGREDIENTES PARA 2 PERSONAS

150 g de jitomate cherry de colores y tamaños diferentes

1 rama de albahaca fresca

2 ajos

1 cucharadita de ajonjolí negro

2 cucharadas de aceite de oliva

1 pizca de sal

TIEMPO DE PREPARACIÓN 10 minutos

Corta los jitomates cherry por la base para poder colocarlos de pie enteros y lamina dos en cuatro partes. Corta los ajos en láminas muy finas. Elige las mejores hojas de la ramita de albahaca.

EMPLATADO

Pon en el centro del plato el aceite con sal y parte de los ajos cortados. Coloca los jitomatitos de pie uno al lado del otro como si estuvieran formados en la mitad del plato. Pon en una parte del plato las láminas de los jitomates cherry alternando entre las rodajitas del jitomate una hoja de albahaca y una lámina de ajo. Esparce sobre todo el plato las semillas de ajonjolí negras.

JITOMATE, TOFU Y CEBOLLA

INGREDIENTES PARA 2 PERSONAS

3 jitomates pera

½ cebolla morada

50 g de aceituna negra con hueso

1 rama de albahaca

50 g de tofu consistente

2 cucharadas de aceite de oliva

2 ramitas de hinojo fresco

1 pizca de pimienta negra de varios colores

1 pizca de sal marina

Corta los jitomates en láminas horizontales de un centímetro. Corta la cebolla en láminas horizontales muy finas, es decir, en círculos concéntricos.

Elige las hojas de albahaca más frescas y grandes.

EMPLATADO:

Coloca las hojas de albahaca en el fondo del plato. Pon los jitomates cortados a lo ancho, extendidos sobre la cama verde. Agrega las aceitunas negras sobre el jitomate. Sazona la ensalada con aceite, sal y pimienta.

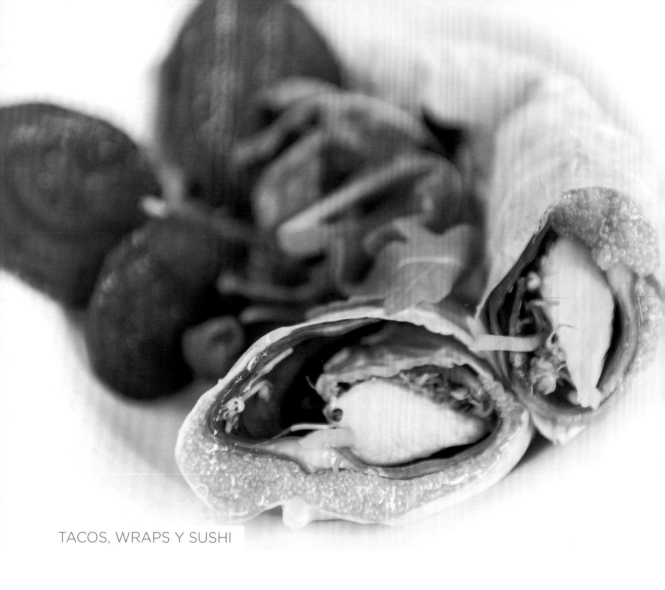

TACOS, WRAPS Y SUSHI

TACO DE
AMARANTO

Lo recomendamos a
deportistas de alto
rendimiento, y en
situaciones de estrés.
Contiene mucha fibra.

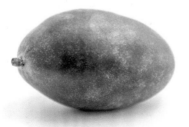

INGREDIENTES PARA 4 PERSONAS

100 g de amaranto en grano para cocinar

1 cucharada de wakame

4 hojas de col blanca

2 hojas de col morada

1 betabel

1 mango

50 g de hojas verdes

30 g de brotes de alfalfa o los que tengas

2 cucharadas de aceite de coco

½ cucharada de aceite de ajonjolí tostado

2 cucharadas de tamari

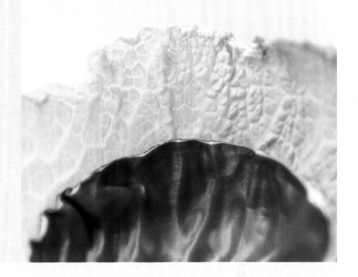

Cocina el amaranto con el wakame (véase la tabla de cocción en la página 113). Cuando esté listo, retíralo del fuego y añade el aceite de coco, el de ajonjolí tostado y la salsa de soya. Remueve muy bien. Pon una hoja de col morada sobre una de col blanca. Pon el amaranto dentro de las hojas de col. Corta el mango y añádelo junto con los germinados sobre el amaranto en la hoja. Corta en rodajas el betabel.

EMPLATADO

Cierra bien la hoja de col con unos palillos. Corta en diagonal la hoja y coloca las dos partes asegurándote de que se vea bien el interior del taco. Pon sobre la verdura un poco de aceite, sal y limón.

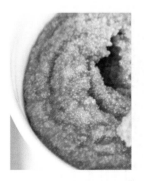
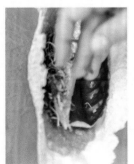
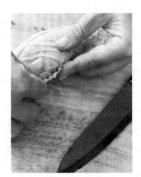
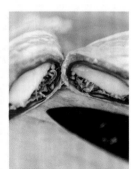

Las tortillas de maíz son emblema de la cultura gastronómica mexicana, son parte de la vida diaria. Son mucho más saludables que las tortillas de harina de trigo, y otros productos de la industria basados en trigo.

TACO DE
RAÍCES Y SETAS

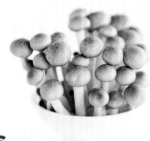

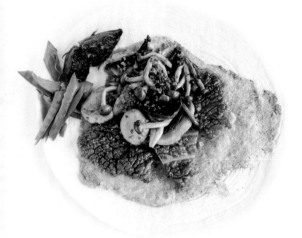

INGREDIENTES PARA 4 PERSONAS

250 g de setas variadas

2 hojas de col

1 betabel o remolacha

14 ejotes

2 rebanadas de calabaza

1 ramita de romero

10 briznas de cebolín

INGREDIENTES PARA LA MASA DE LAS TORTILLAS

100 g de harina de garbanzo

60 ml de agua

1 pizca de sal

1 chorrito de aceite de coco

TIEMPO DE PREPARACIÓN
TORTILLAS: 20 minutos SALSA: 15 minutos

TORTILLAS

Mezcla todos los ingredientes, haz la masa y crea bolitas que aplanarás en forma de tortilla. Cocínalas en una sartén plana. Voltea hasta que queden cocinadas.

SETAS Y RAÍCES

Sofríe en una sartén con aceite de coco un ajo y una rodaja de jengibre, añade las setas y muévelas un par de minutos hasta que estén suaves. Pon una hoja de col para que también se cocine un poco sobre las setas y apaga el fuego. Tápalo por dos minutos. Destapa la olla y antes de servir añádele un buen chorro de limón.

EMPLATADO

Pon la tortilla en el plato. Puede ser una grande o dos más pequeñas. Coloca la hoja de col sobre la tortilla y añade las setas encima de la hoja. Pon la guarnición a un lado y sobre las setas reparte el cebolín picado. Añade un toque de vinagreta oriental (véase la página 97).

Agarra con las manos, muerde y disfruta.

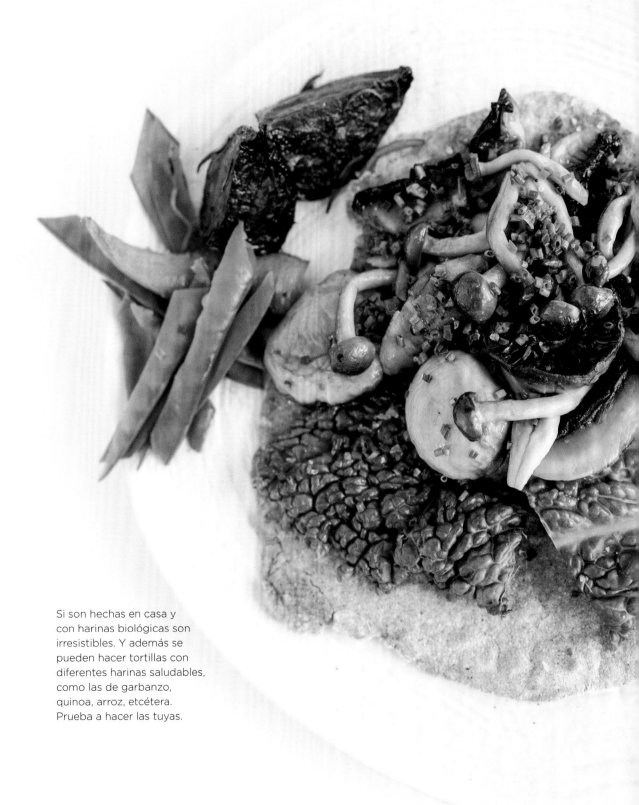

Si son hechas en casa y con harinas biológicas son irresistibles. Y además se pueden hacer tortillas con diferentes harinas saludables, como las de garbanzo, quinoa, arroz, etcétera. Prueba a hacer las tuyas.

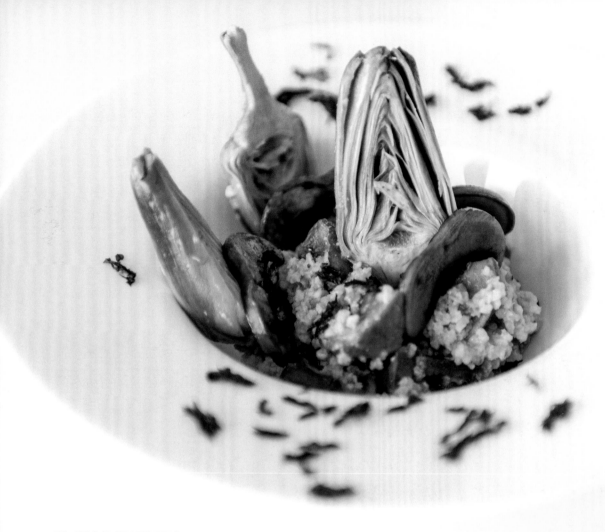

PLATOS FUERTES

MISOTTO DE ALCACHOFAS Y SETAS

Las alcachofas son un auténtica medicina para depurar el hígado. Aprovecha las temporadas de abundancia.

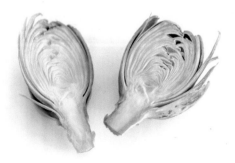

INGREDIENTES PARA 2 PERSONAS

150 ml de agua

100 g de mijo

2 alcachofas

6 champiñones

2 ajos

1 rodaja de 1 cm de jengibre

4 cucharadas de aceite de coco

1 cucharadas de miso o salsa tamari

1 cucharada de nori en copos

1 puntita de comino en polvo

1 puntita de canela

1 puntita de cayena

½ cucharadita de cominos enteros

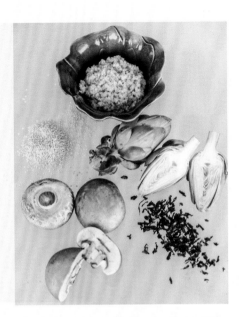

Cocina el mijo según lo indicado en la tabla de cocción de los cereales (véase la página 113) y apártalo.

Sofríe en una sartén las alcachofas cortadas a la mitad y los champiñones junto con dos ajos y el jengibre cortados en cuadritos pequeños. Cuando estén a punto de dorarse, añádele una cucharada de salsa tamari, cominos, canela, pimienta de cayena y un vaso de agua de 150 ml. Deja que hierva unos segundos, aparta algunos champiñones y las alcachofas. Añade el mijo ya cocinado para que se asiente con el caldo de alcachofas y champiñón.

EMPLATADO

Pon el mijo en el centro del plato y decóralo con los champiñones que apartaste, las alcachofas y algas nori. Puedes echarle un chorrito de aceite de oliva crudo por encima y unas semillas de comino.

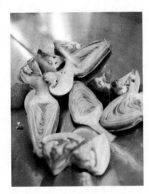
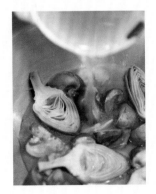
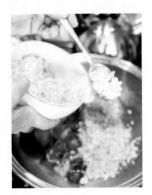

El tempeh es un alimento que principalmente nos aporta proteína y probióticos.

TORRE DE TEMPEH Y SETAS

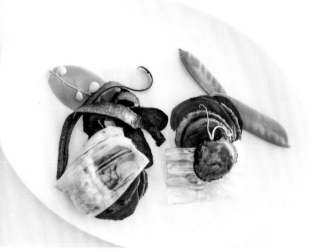

INGREDIENTES PARA 4 PERSONAS

16 rodajas de tempeh redondo

150 g de setas portobello, o champiñones

1 poro

1 betabel

1 zanahoria morada

6 chícharos chinos o 6 ejotes

2 cucharada de aceite de oliva

2 brotes de alfalfa

1 cucharada de vino tinto

TIEMPO DE PREPARACIÓN: 20 minutos

Corta los champiñones y el betabel en rodajas de medio centímetro.

Sofríelos en una sartén con un poco de vino tinto. Dora el tempeh con aceite de ajojolí y tamari.

Corta el poro en láminas cuadradas de siete centímetros y pásalo por una sartén para que se haga crujiente sin freírse. Está listo muy rápido

Lamina una zanahoria con el pelador.

Abre un chícharo chino o un ejote por la mitad para que se vean sus semillas.

EMPLATADO

Coloca los ingredientes por capas formando una torre. Intercala entre las capas las láminas cuadradas de poro tostado. Monta la torre sobre los chícharos chinos o los ejotes crudos. Coloca en un lateral la ensalada de zanahoria sofrita.

Corona con un germinado. Dale un toque con el ejote abierto.

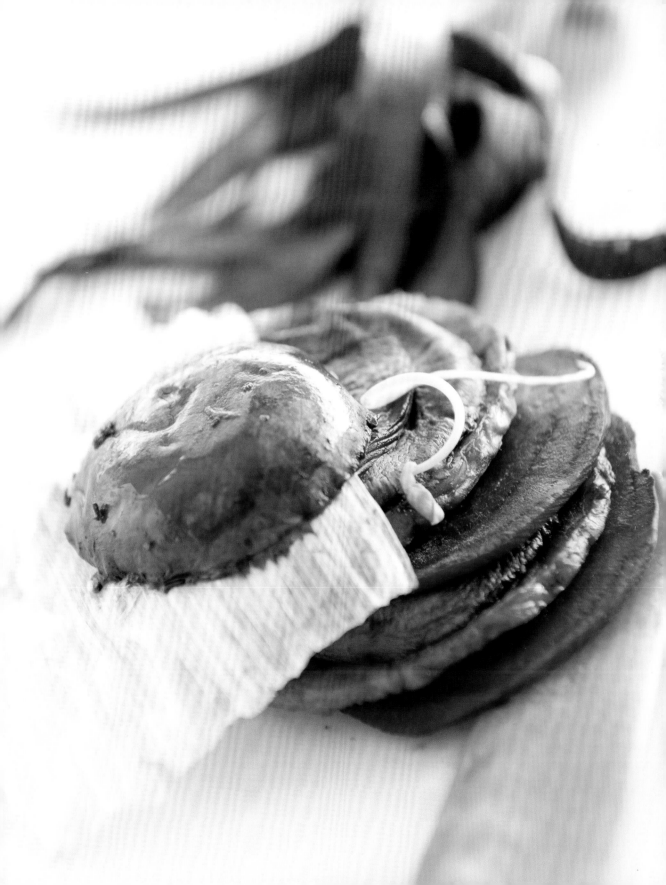

Las lentejas Du Puy se caracterizan porque no se rompen cuando se cuecen.

De las lentejas en general se recibe aporte de aminoácidos de fácil digestión y de vital importancia para el correcto funcionamiento del organismo. Aportan gran cantidad de hierro. Fortalecen el cabello, la piel y las uñas.

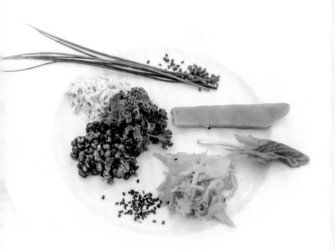

ENSALADA DE LENTEJAS REVITALIZANTE

INGREDIENTES PARA 2 PERSONAS

100 g de lenteja Du Puy, o en su defecto, otra

100 g de calabaza al vapor

100 g de arroz integral basmati

20 g de chucrut de cúrcuma o normal

1 pizca de semillas de ajonjolí negro

15 briznas de cebollín

1 hoja de laurel

4 hojas de kale

4 hojitas de espinaca fresca

1 chorrito de aceite de oliva

1 puntita de sal marina

1 chorrito de jugo de limón

1 pizca de nuez moscada

1 pizca de canela

TIEMPO DE PREPARACIÓN: 50 minutos

Hierve las lentejas sin dejarlas en remojo. Cuando den el primer hervor cámbiales el agua. Añade agua nueva, sal y una hojita de laurel. Cocínalas por 30 minutos a fuego medio y con la tapa de la olla puesta. Una vez cocinadas añádele el cebollín cortado fino, el aceite de oliva y unas gotas de vinagre de manzana. En paralelo pela la calabaza y córtala en tiras anchas de 1.5 por 10 cm de largo, colócalas en línea todas juntas en una sartén y añade un chorrito de agua y una pizca de canela y de nuez moscada. Dejar cocinar a fuego lento por 10 minutos. Hierve arroz integral basmati de la forma tradicional: una porción de arroz sofrito previamente en una cucharada de aceite de coco, por dos porciones de agua.

Te sugiero tener arroz u otros cereales ya preparados y listos para comer en cualquier momento, pues facilita mucho las cosas. Mezcla el chucrut con el arroz y unas gotitas de aceite de oliva y sal. Escalda las hojas de kale.

EMPLATADO

Colocas las hojas de kale primero, después pon unas tiras de calabaza cocinada con separación entre ellas, dejando espacio para poner las lentejas en medio ya sazonadas

Haz una bola de arroz con chucrut y colócada sobre el kale. Espolvorea ajonjolí negro sobre la calabaza y un chorrito de aceite en todo el plato.

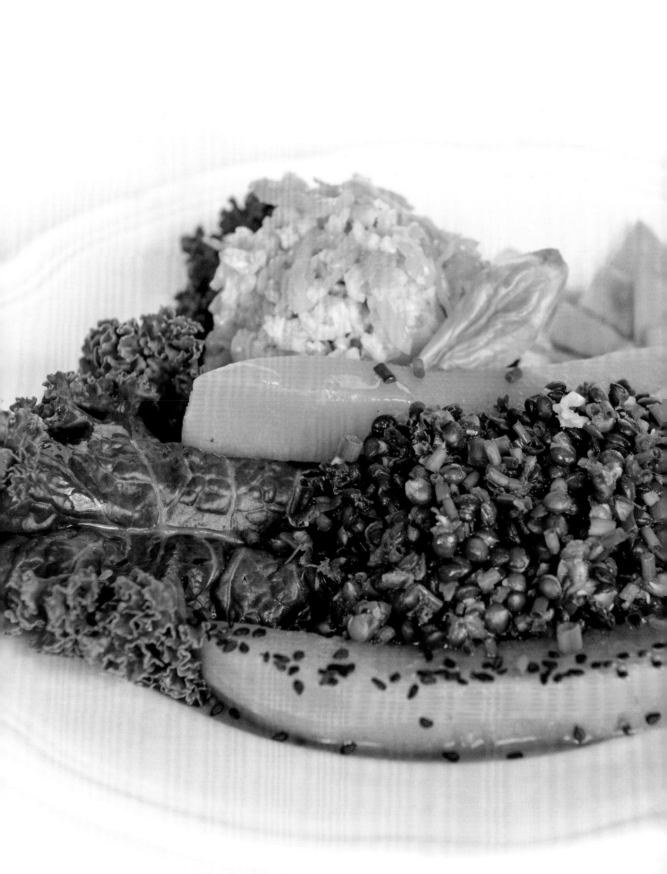

El betabel es un
ingrediente vital.

BETABEL Y EJOTES

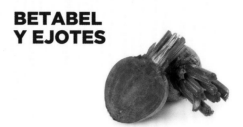

Su color es de una belleza excepcional, ayuda a teñir muchos platos aportando ese tono rosa intenso que alegra la vista.

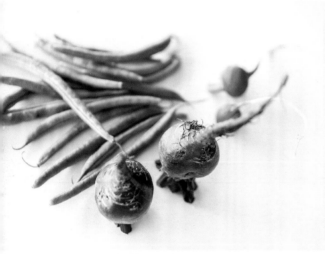

INGREDIENTES PARA 4 PERSONAS

150 g de ejotes

2 betabeles

2 rabanitos

1 cucharadita de aceite de coco

1 pizca de sal de flores (véase la página 87)

TIEMPO DE PREPARACIÓN: 10 minutos

Pela los betabeles y córtalos en vertical en seis trozos.

Deja en remojo los ejotes en vinagre de manzana por cinco minutos.

Calienta una sartén y pon una cucharada de aceite de coco

Echa las verduras en la sartén muy caliente y muévelas con vigor. Tapa la sartén por un minuto a fuego medio.

EMPLATADO

Suelta los betables en el plato para que lo manchen de rojo. Luego ordénalos en un lateral, todos en la misma dirección.

Agrupa los ejotes en una parte del plato de manera casual. Finalmente, añade una pizca de sal de flores.

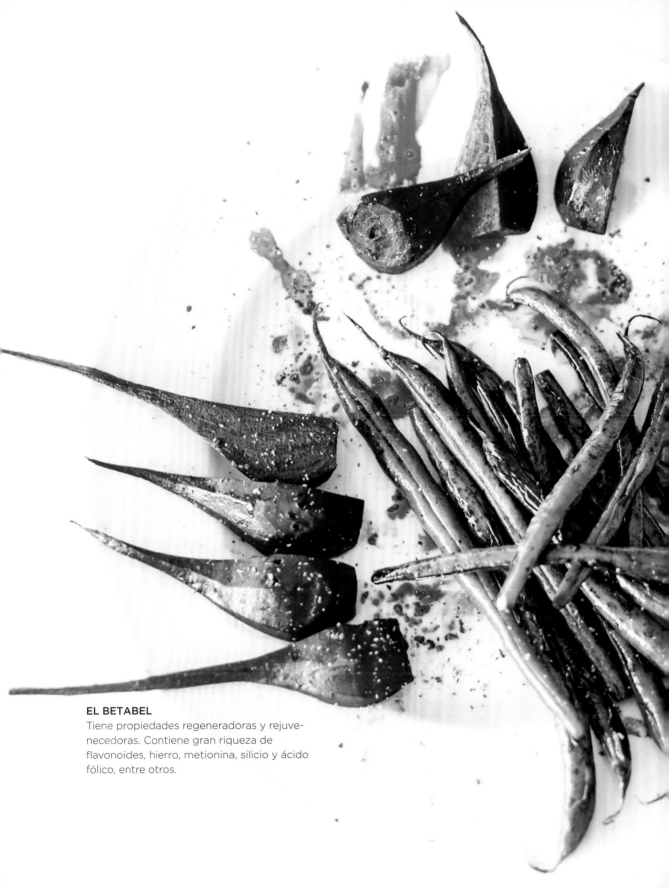

EL BETABEL
Tiene propiedades regeneradoras y rejuve-
necedoras. Contiene gran riqueza de
flavonoides, hierro, metionina, silicio y ácido
fólico, entre otros.

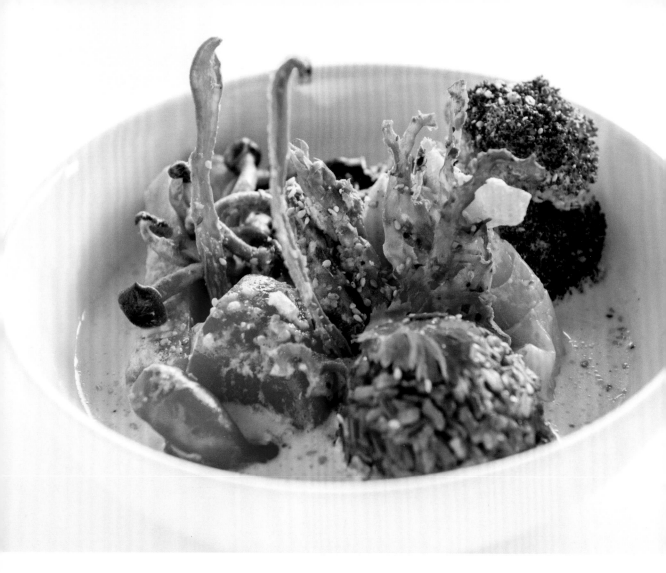

CURRY TAILANDÉS DE VERDURAS

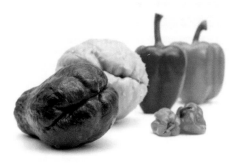

El curry no es una especia, sino una mezcla de varias especias muy usado en la cocina asiática en general. La composición del curry no es fija, de hecho existen tres variedades principales: amarilla, verde y roja. El más habitual es el curry amarillo que debe su color a su elevado contenido de cúrcuma. Por esta razón, entre las propiedades medicinales del curry amarillo destaca su acción antiinflamatoria

INGREDIENTES PARA 2 PERSONAS

100 g de arroz de integral o rojo

1 flor de brócoli

1 pimiento rojo

1 pimiento amarillo

½ chayote

½ calabacita

½ berenjena

100 g de setas

250 ml de leche de coco

1 cucharadita de pasta de curry amarillo

1 cucharada de aceite de coco

1 pizca de sal marina

4 hojas de cilantro fresco

Verdura deshidratada (o fresca) para decorar y dar un toque crujiente

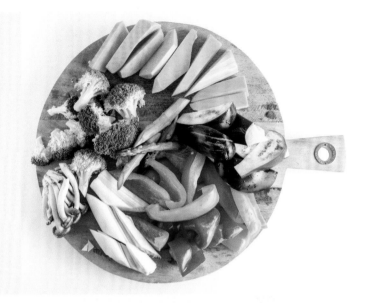

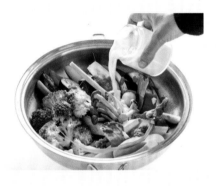

El curry tailandés es un plato muy sencillo de hacer y que gusta a todo el mundo.

TIEMPO DE PREPARACIÓN: 45 minutos

Deja 100 gramos de arroz integral o rojo en remojo toda la noche.

Por la mañana enjuágalo y ponlo a hervir en agua por 35 minutos.

Corta todas las verduras en trozos medianos y sofríelas con una cucharada de aceite de coco durante cinco minutos, Añade la leche de coco y una cucharada de curry amarillo tailandés. Disuélvelo muy bien, agrega una pizca de sal y llévalo a ebullición por un minuto.

Apaga el fuego y déjalo reposar por 10 minutos.

EMPLATADO

En un plato hondo o un bol, coloca una bola de arroz y las verduras del curry de manera que se vean trozos grandes. Añade el caldo y decórala con las verduras deshidratadas y una hoja de cilantro sobre el arroz.

La planta de romero es una joya
de la medicina por sus múltiples
propiedades digestivas.

VERDURAS AL HORNO

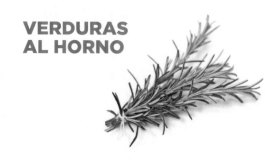

Además de ser un excelente estimulante y antioxidante, tiene un sabor peculiar y sabroso. Es muy versátil, y siempre añade un tono delicioso a los platos.

Comer romero estimula la buena salud.

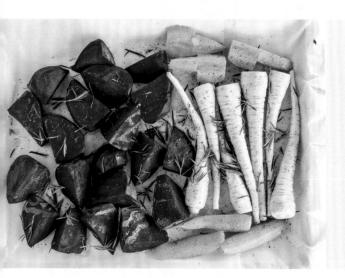

INGREDIENTES PARA 4 PERSONAS

6 chirivías

2 zanahorias

4 betabeles

2 ramas de romero

2 cucharadas de aceite de oliva

1 pizca de sal de hinojo (véase la página 87)

TIEMPO DE PREPARACIÓN: 45 minutos

Calienta el horno a 250 °C. Corta la verdura en trozos grandes y colócala sobre una bandeja de horno cubierta con papel de hornear. Agrupa las raíces por colores. Distribuye las dos cucharadas de aceite de oliva por encima de las verduras y también dos ramas de romero fresco.

Baja la temperatura del horno a 130 °C por treinta minutos.

EMPLATADO

Sirve de acompañamiento de otros platos o para tomar recién hecho agregando alguna salsa (véanse las páginas 96 y 97.)

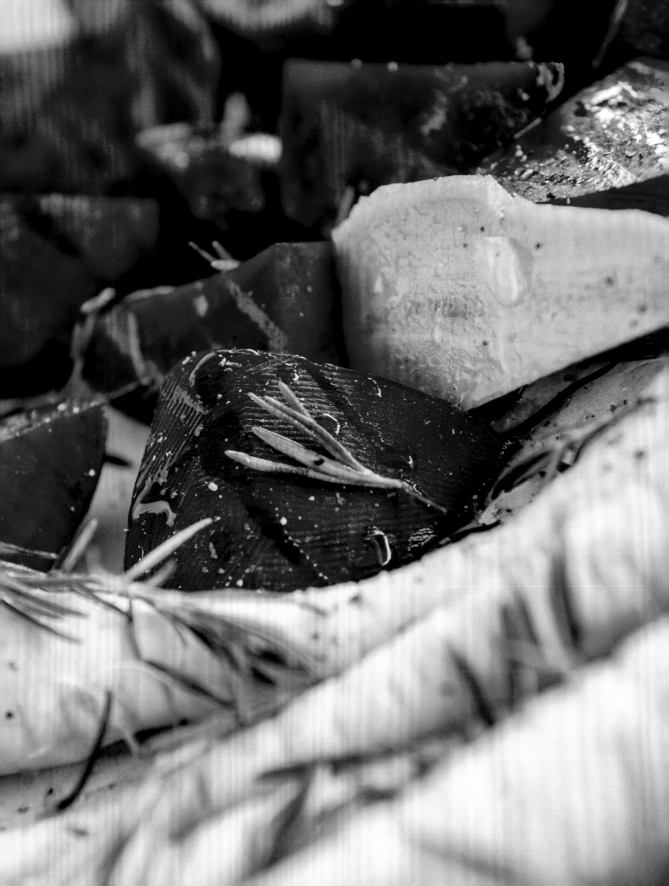

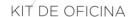

Date tu tiempo para comer, evita la prisa y no comas mientras escribes un correo, responds un mensaje o lees un documento.

Cuando sea el momento de comer, siéntate alejado de la labor y tómate ese tiempo para estar contigo, consciente de lo que comes. Verás que descansas la cabeza tan sólo estando en calma y presente. Presta atención a la masticación y a conectar con tu cuerpo mientras respiras tranquilamente.

ARROZ INTEGRAL CON VERDURAS CRUDAS

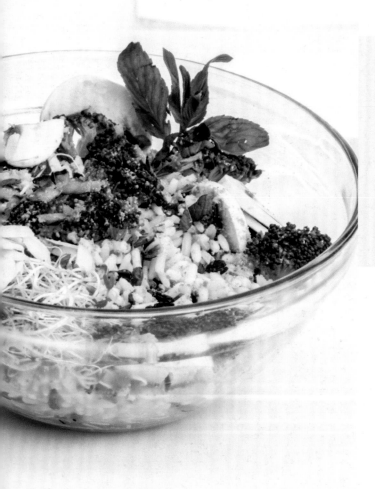

INGREDIENTES
50 g de arroz salvaje (puede ser rojo, integral o basmati)
4 champiñones
2 flores de brócoli pequeñas
½ de cebolla morada
1 puñadito de germinados de alfalfa
10 almendras
1 ramita de hierbabuena
1 cucharadita de salsa tamari con unas gotas de limón
2 cucharadas de aceite de oliva
1 cucharadita de gomasio (véase la página 108)
1 trozo de alga kombu (opcional)

TIEMPO DE PREPARACIÓN:
7 minutos (con el arroz cocinado)

El arroz lo puedes cocinar un día antes de preparar tu almuerzo. Incluso, cuando cocines puedes prepararlo para varios días, con lo cual es muy sencillo preparar diferentes recetas de forma sencilla y rápida. Una vez que cocinaste el arroz con un trozo de alga kombu, corta todos los ingredientes y añádelos a tu recipiente de forma ordenada para que resulte apetecible y bonito. Pon la salsa en otro recipiente aparte.

ENSALADA DE FRIJOLES Y SEMILLAS

INGREDIENTES:

10 hojas de lechuga
1 puñadito de berros
1 puñadito de arúgula
10 ramitas de cilantro
1 cucharada de algas wakame
10 almendras
1 puntita de cuchara de cúrcuma
50 g de tofu
1 taza de frijoles, azukis o lentejas (al gusto)
1 cucharadita de semillas de calabaza
½ cucharadita semillas de cáñamo
1 cucharadita de ajonjolí
½ cucharadita linaza.
½ de pimiento rojo
7 frambuesas

TIEMPO DE PREPARACIÓN:

15 minutos (si los frijoles están ya cocinados)

Haz un sofrito con el tofu, un poco de cúrcuma y una pizca de sal del Himalaya o marina para añadirlo a la ensalada y a los frijoles negros.

Lleva aparte el aderezo y lo añades justo antes de comer.

ADEREZO

1 cucharadita de mostaza
1 punta de cuchara de cúrcuma
2 cucharadas de tahini
1 cucharada de aceite de oliva
Sal del Himalaya o sal de mar

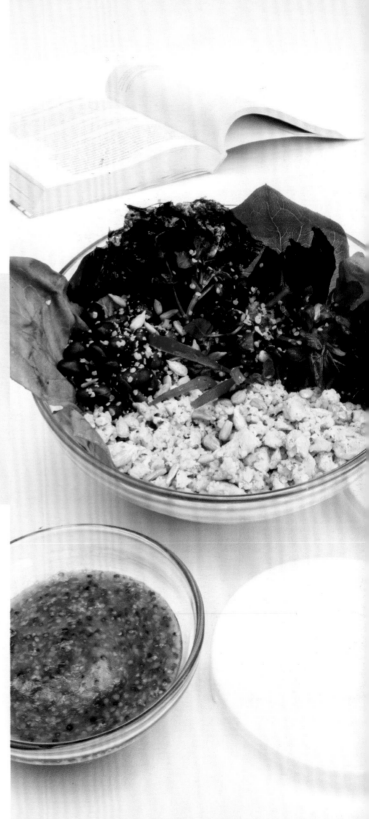

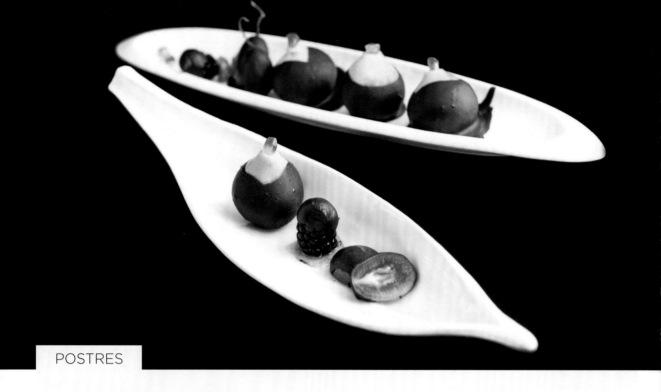

HIGOS Y UVAS
bañados en chocolate

INGREDIENTES PARA 2 PERSONAS
8 higos
16 uvas blancas
50 g de manteca de cacao
50 g de cacao en polvo crudo
25 g de miel de agave cruda o jarabe de arroz
1 pizca de canela
Raspadura de medio limón
Unas semillas de granada

TIEMPO DE PREPARACIÓN: 10 minutos,
más otros 10 de enfriado

El cacao es una fuente
de magnesio sin igual.

HACER EL CHOCOLATE:

En una olla derrite la manteca de cacao a muy baja temperatura, máximo a 40 °C. Vigila que no se pase de esta temperatura para conservar los nutrientes. Una vez líquida, añade el cacao crudo en polvo, la raspadura de limón y el jarabe, retira rápidamente del fuego.

Sumerge las uvas y los higos en el chocolate y déjalos enfriar en el refrigerador por 10 minutos.

EMPLATADO:

Lo puedes servir para todos en una bandeja o de forma individual. Corona los higos con las semillas de la granada y deja algunas caer en el plato.

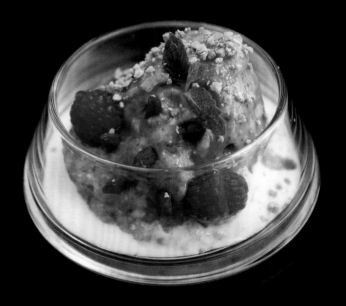

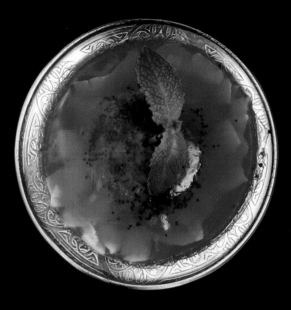

HELADO
de plátano y frambuesa

GELATINA ROJA
de agar-agar y semillas de amapola

INGREDIENTES PARA 2 PERSONAS
3 plátanos
16 frambuesas
15 avellanas
50 ml de leche de coco
2 cucharadas de aceite de coco
1 ramita de menta
1 pizca de canela
10 bayas de Goji
1 cucharadita de vainilla líquida

INGREDIENTES PARA 4 PERSONAS
1 cucharada de agar-agar
150 ml de agua
2 rodajas de betabel
1 cucharada de semillas de amapola
4 dátiles
½ cucharada de yacon

TIEMPO DE PREPARACIÓN: 10 minutos

Congela previamente los plátanos y las frambuesas. Pon las almendras en la batidora y bátelas. Añade las frambuesas congeladas y las dos cucharadas de aceite de coco y bátelos un poco más. Por último, añade el plátano congelado y las avellanas, y bate todo dejando una consistencia cremosa pero con trozos de avellanas.

EMPLATADO

Sirve de preferencia en un plato hondo un chorrito de leche de coco mezclada con una cucharada de vainilla líquida y una pizca de canela. Agrega el helado que acabas de producir y colocar encima unas frambuesas frescas y la ramita de menta y unas bayas de goji. Un helado de ensueño.

TIEMPO DE PREPARACIÓN: 7 minutos

Calienta el agua y cuece las dos rodajas de betabel.

Saca el betabel y echa los dátiles cortados finitos y el agar-agar.

Pon todo a fuego medio y no dejes de mover mientras espesa un poco. Añade la cucharada de semillas de amapola y el yacon. Coloca el líquido en moldes pequeños redondos y deja que se enfríe en el refrigerador. Para servir, desmolda y sirve en un plato bonito con una hojita de menta.

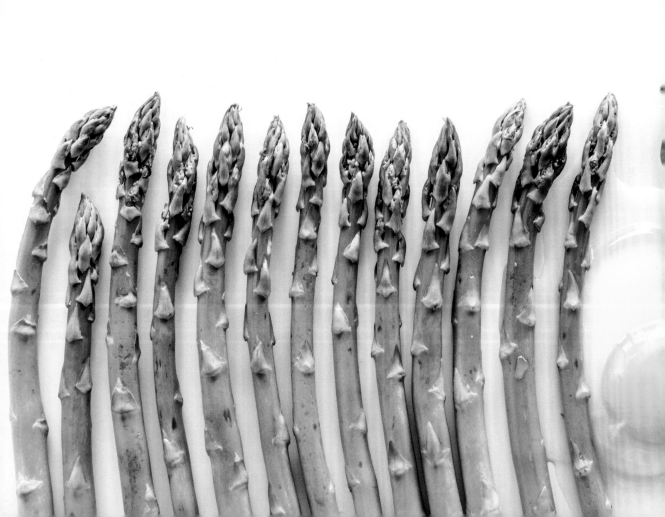

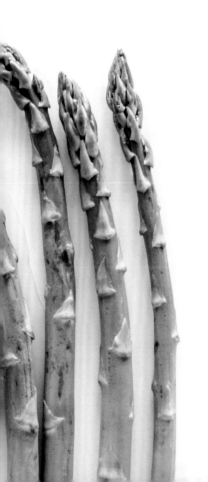

CAPÍTULO 8

ALIMENTOS CON **BAJA** VITALIDAD NUTRICIONAL

CÓMO CONSUMIRLOS

Si tu decisión es consumir alimentos de origen animal, queremos sugerirte la manera más saludable de incorporarlos en tu dieta.

Lo verdaderamente importante es que cambies las proporciones de tu plato haciendo que las verduras sean las protagonistas en tu nueva alimentación y la proteína animal se convierta en tan sólo un acompañamiento. Es tan sencillo como darle la vuelta a un plato convencional y que la usual guarnición sea lo más abundante. Los vegetales, y en particular las hojas verdes, te van a ayudar a equilibrar la acidez que provoca la proteína animal y te van a aportar fibra y nutrientes esenciales.

Intenta siempre que, cuando tus platos contengan animales, haya hojas verdes que te aporten todos sus beneficios.

Cuanto menor sea la participación de alimentos animales en tu dieta, mejor será tu vitalidad y salud.

Te recordamos la importancia de un consumo responsable, libre de químicos, antibióticos y producción despiadada. Consumir animales de procedencia orgánica es fundamental para este propósito.

Respeta a los animales, y si comes su carne, agradece su sacrificio para llegar a tu mesa. Sé consecuente con el consumo de las especies en peligro de extinción como el atún.

Evita siempre los productos animales altamente procesados, como carnes frías o embutidos.

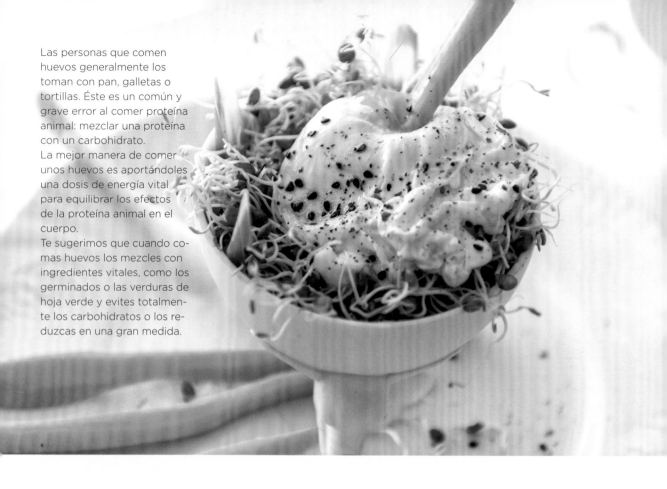

Las personas que comen huevos generalmente los toman con pan, galletas o tortillas. Éste es un común y grave error al comer proteína animal: mezclar una proteína con un carbohidrato.

La mejor manera de comer unos huevos es aportándoles una dosis de energía vital para equilibrar los efectos de la proteína animal en el cuerpo.

Te sugerimos que cuando comas huevos los mezcles con ingredientes vitales, como los germinados o las verduras de hoja verde y evites totalmente los carbohidratos o los reduzcas en una gran medida.

HUEVOS NIDO

TIEMPO DE PREPARACIÓN: 8 minutos

Hierve agua y añade una cucharada de vinagre y una pizca de sal marina.

Rompe el huevo y échalo al agua hirviendo. Déjalo ahí durante dos minutos y recógelo con un colador para servirlo.

EMPLATADO

Coloca en un platito elevado o un bol una cama de germinados.

Sirve el huevo sobre la base de germinados, añadiendo sobre la yema un poco de sal y pimienta. Coloca en un lateral del plato una zanahoria cortada en vertical para poder mojar la yema.

INGREDIENTES PARA 2 PERSONAS

2 huevos

100 ml de agua

1 cucharadita de vinagre de manzana

1 pizca de sal marina

1 pizca de pimienta de colores

50 g de germinados a tu elección, alfalfa, girasol, guisantes, lenteja u otros

1 zanahoria

1 ramita de apio

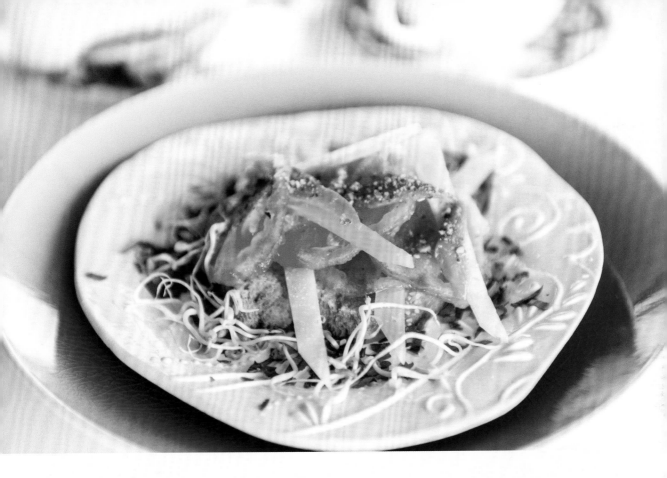

TOSTADA POTENTE
de queso de cabra, anchoas y jitomate

TIEMPO DE PREPARACIÓN: 8 minutos

Tuesta el pan, corta el jitomate en rodajas, lamina unos trocitos finos de queso de cabra curado y pica el perejil.

EMPLATADO

Sobre el plato crea una base con el perejil y los germinados. Pon la tostada sobre el verde y añádele una cucharada de aceite de oliva. Coloca el jitomate sobre el pan e intercala unos trocitos de queso de cabra. Pon dos anchoas arriba del jitomate. Termina añadiendo gomasio de wakame.

INGREDIENTES PARA 2 PERSONAS

4 anchoas

2 tostadas de pan sin gluten

8 trocitos pequeños de queso de cabra curado

1 jitomate

40 g de germinados

2 ramitas de perejil

1 cucharita de gomasio de wakame (véase la página 108)

2 cucharadas de aceite de oliva

> Siempre consume la
> proteína animal con
> abundante verdura verde.

Cuando compres el pescado pide que te lo limpien bien y le quiten las espinas y la cabeza, así te va a resultar más sencillo prepararlo. Lo enjuagas bien antes de cocinarlo y colocas en el horno los dos lomos del pescado con un chorrito de aceite, un poco de sal y pimienta de colores.

PESCADO AZUL AL HORNO
con pimienta y espárragos

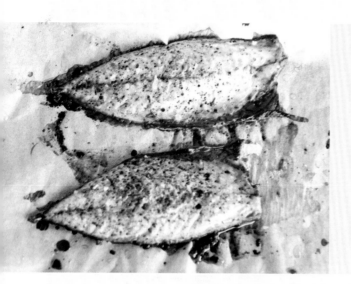

INGREDIENTES PARA 2 PERSONAS

1 caballa (pescado azul) de unos 20 cm

10 espárragos

1 cucharada de pimientas de colores

4 cucharadas de aceite de oliva

½ cucharada de mostaza

1 cucharada de germinados

1 pizca de sal

VINAGRETA DE ACEITE

Tres cucharadas de aceite de oliva, media cucharada de mostaza, un chorrito de limón y una pizca de sal.

TIEMPO DE PREPARACIÓN: 25 minutos

Calienta el horno a 250 °C y cuando vayas a meter el pescado lo bajas a 130 °C. Dependiendo del horno se cocinan bastante rápido: 10 minutos aproximadamente. En una olla con agua hirviendo escalda diez espárragos por 30 segundos. Sácalos del agua y ponlos en agua fría para que frene la cocción y córtalos en tres partes cada uno.

EMPLATADO

Elije dos platos que juntos combinen. En uno de ellos construye con los espárragos una o dos estructuras cuadradas y sazónalas con un poco de la vinagreta de mostaza. Espolvorea pimenta de colores recién molida sobre el plato. En el otro coloca el pescado recién sacado del horno y pon a un lado la salsa de mostaza para que cada quien se sirva al gusto. Acompaña con unos germinados.

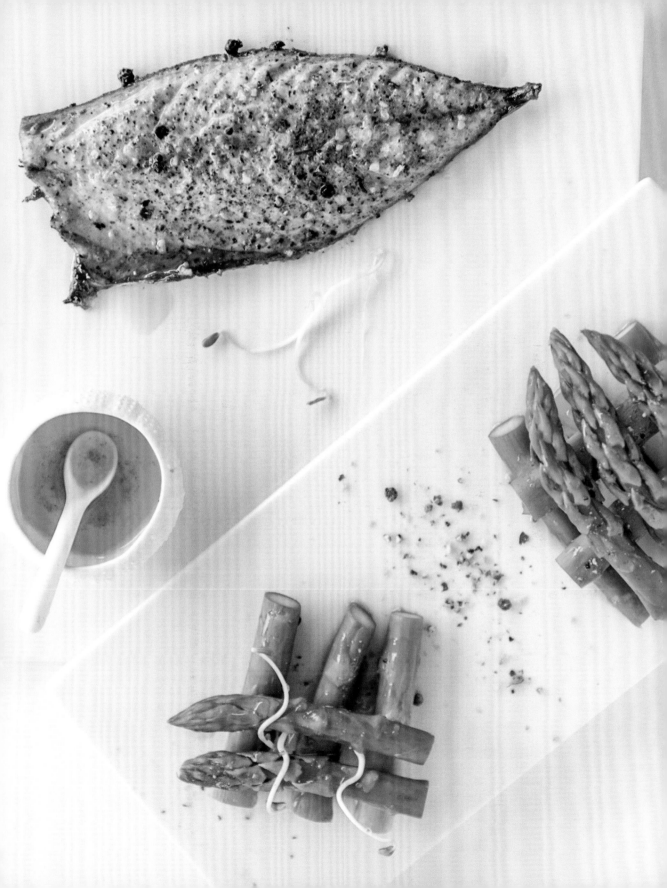

Come probióticos antes
de consumir proteína para
ayudar a la digestión.

HINOJO, PESCADO AZUL Y KIMCHI

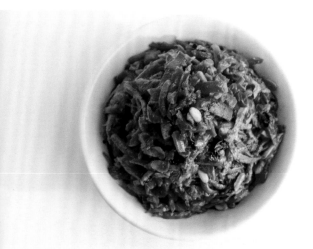

INGREDIENTES PARA 2 PERSONAS

2 lomos de caballa (pescado azul) de unos 20 cm

1 hinojo grande

15 ejotes tiernos

25 g de harina de garbanzos

50 g de aceite de coco para freír

1 pizca de sal marina

2 cucharadas de aceite de oliva

1 cucharadita de alga nori en copos

1 cucharada de kimchi (véase la página 102)

TIEMPO DE PREPARACIÓN: 25 minutos

De una caballa ya limpia obtienes dos lomos. Lávalos ligeramente. Pon en un plato harina de garbanzo con una pizca de sal y reboza los lomos del pescado. En una sartén mediana pon el aceite de coco a calentar y cuando esté bien caliente pon los lomos a freír. Déjalos dorar y que queden crujientes y secos. Sácalos de la sartén y escurre el aceite en papel secante. En una olla de agua hirviendo introduce el hinojo con las puntas ya cortadas en diagonal y la base cortada recta para que se quede vertical en el plato.

Déjalo cocinar por tres minutos. Introduce los ejotes en la misma agua por un minuto y córtalos en diagonal.

EMPLATADO

Coloca el hinojo de pie en vertical y apoya los lomos uno delante y otro detrás del hinojo. Pon los ejotes cortados en diagonal a un lado y acompaña con una cucharada de kimchi. Deja caer sobre el ala del plato los copos de nori (véase la foto en la siguiente página.)

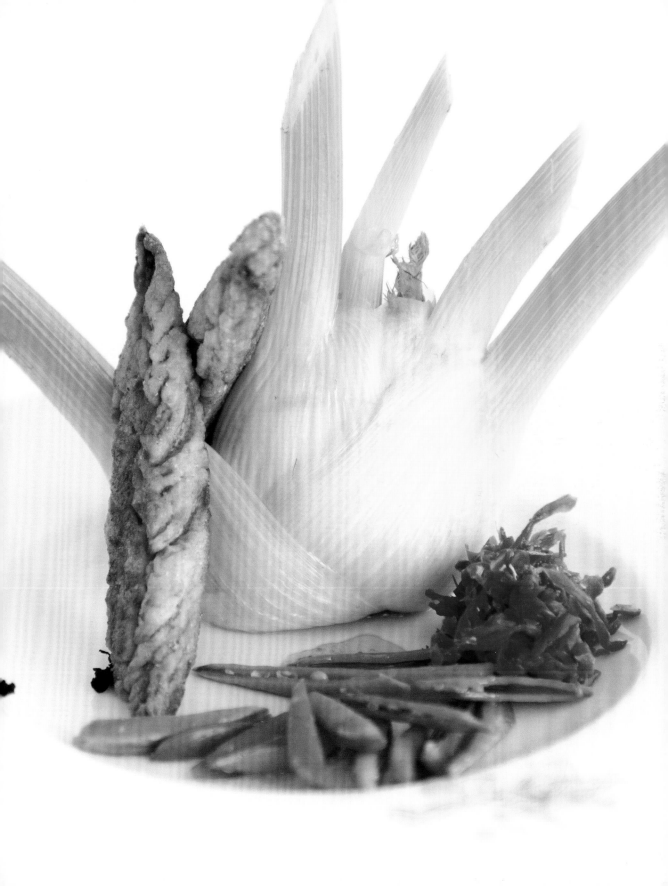

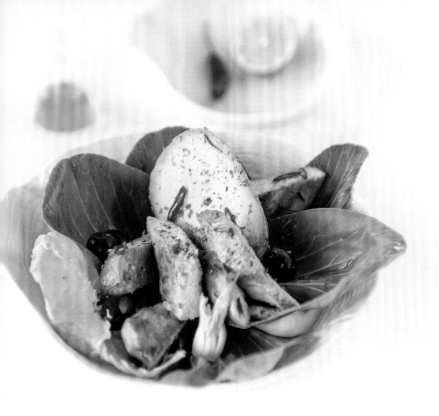

Si comes pollo, intenta
que sea de crianza
ecológica.

ENSALADA DE
POLLO Y
ACEITUNAS

INGREDIENTES PARA 2 PERSONAS

1 pechuga de pollo gruesa

8 hojas de col china o cualquier hoja grande verde
de ensalada

½ aguacate

1 chile rojo

10 aceitunas negras

1 pizca de orégano

1 cucharita de aceite de oliva

½ limón

TIEMPO DE PREPARACIÓN: 15 minutos

Lava las hojas verdes poniéndolas en remojo
con una cucharada de vinagre.

Calienta una sartén y pon la pechuga de pollo
a brasear. Tápala para que se cueza por dentro
y mantega cierta jugosidad. Corta un aguacate en diagonal. Corta un chile en trocitos muy
finos. Una vez que la pechuga esté dorada por
fuera y jugosa por dentro, córtala en diagonal
en trozos anchos y mézclala con el chile cortado, el jugo de medio limón, las aceitunas negras y el orégano. Remueve bien.

EMPLATADO

Crea en un plato una flor de hojas verdes y coloca en el centro el aguacate cortado en diagonal y los trozos de la pechuga cortados y
sazonados con las aceitunas y el orégano.
Espolvorea sobre todo el plato un poco más
de orégano seco molido y unas gotitas de
aceite de oliva de primera presión en frío.

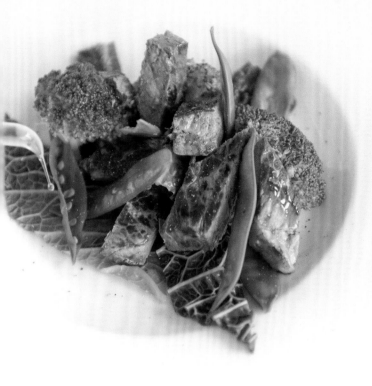

Las **VACAS** son seres dulces que comen muchas hierbas. Si son orgánicas, se alimentan de pasto. Lo nutritivo de la carne son los minerales y propiedades que la ingestión del pasto le proporciona. Si la comes, incluye en tus comidas sólo 25%, y que el restante 75% sea de verdura verde. Busca que sea de crianza sostenible.

ENSALADA
VACUNA

INGREDIENTES PARA 2 PERSONAS

1 entrecot de ternera de 150 g

300 g de brócoli

3 hojas de col

100 g de ejotes

1 pizca de sal

1 cucharadita de aceite de oliva de primera presión en frío

TIEMPO DE PREPARACIÓN: 12 minutos

Escalda la verdura en agua hirviendo durante un minuto.

Calienta una sartén y cuando alcance la temperatura adecuada, pon la carne a brasear por ambos lados sin sal ni aceite hasta que tome un tono tostado. Asegúrate que queda jugosa. Córtala en rectángulos de tres centímetros.

EMPLATADO

Coloca las verduras en el plato y distribuye la carne entre ellas.

Salpimienta y añade unas gotitas de aceite de oliva crudo de primera presión en frío.

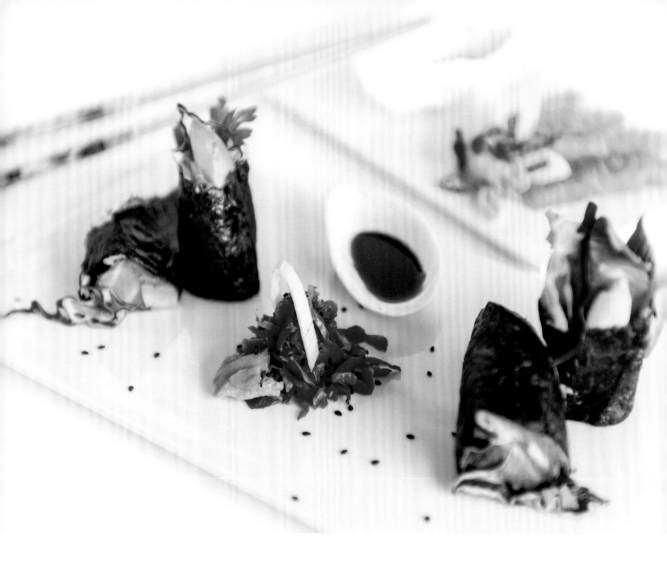

SUSHI DE PESCADO
sin arroz

El sushi sienta mucho mejor y es más saludable cuando se come sin hidratos de carbono. Si el sushi es sólo de vegetales, lo puedes combinar con arroz u otro cereal. Si te gusta el sushi de pescado, ¡pruébalo sin arroz y sólo con vegetales!

INGREDIENTES PARA 2 PERSONAS

1 lomo de salmón, preferiblemente salvaje noruego o de Alaska

1 aguacate

½ pepino

2 cucharadas de col morada

8 ramitas de cilantro

6 hojas verdes: kale, col china, espinaca, etcétera

4 hojas de lechugas

2 láminas de alga nori

1 cucharada de wasabi

6 cucharadas de tamari (salsa de soya sin gluten)

1 lámina de poro

2 cucharadas de ensalada prensada (véase la página 102)

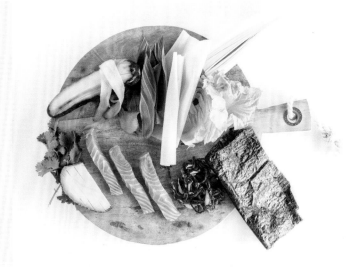

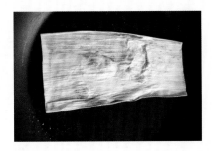

Compra los lomos del salmón ya cortados para hacer sushi. Debes cortar el lomo en diagonal a la veta del pescado, para que no se deshaga.

Corta el aguacate en tiras, lamina el pepino con un pelador y corta la col en tiras finitas. Extrae de un poro una lámina del tamaño de la hoja de alga nori. En una sartén caliente con unas gotas de aceite de coco deja caer la lámina de poro y dale la vuelta rápido para que sólo se tueste y no se queme.

Lava bien todas las verduras y sécalas. Corta también un aro del centro del poro y resérvalo para el emplatado.

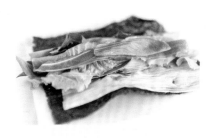

Para hacer el rollo o maki, coloca la hoja de nori sobre una tablilla de hacer sushi o sobre una superficie lisa. Pon la lámina de poro sobre el nori (opcional) y por capas ve añadiendo el resto de los ingredientes hasta el centro, que es donde vas a colocar las tiras de pescado. Enróllalo de la manera original si tienes la esterilla. Si no tienes, enróllalo con cuidado presionando con los dedos en el borde interior de la hoja, apretando la mezcla y enrollando. Pega el borde de la hoja con una gota de agua. Haz dos makis o rollos sin arroz.

EMPLATADO

Corta cada maki por la mitad con un corte recto. Corta cada mitad en diagonal para obtener 4 piezas que vas a colocar en el plato manteniendo dos verticales y dos horizontales. Coloca en el centro del plato una cucharada de ensalada prensada con un toque de aguacate y un aro de poro. Deja caer unas semillas de ajonjolí negro y coloca unas tiras de col morada en los cortes para añadir otro color a este plato ya tan colorido. Mezcla la salsa tamari con el wasabi cuando lo sirvas. También puedes preparar un plato con sashimi con el resto del salmón.

El pavo es otra carne blanca y quizá está un poco menos contaminada por estar menos industrializada. Es una alternativa al pollo, si lo buscas de procedencia ética y orgánica.

TACO DE
PAVO Y PAISAJE DE VERDURAS
braseadas y escaldadas

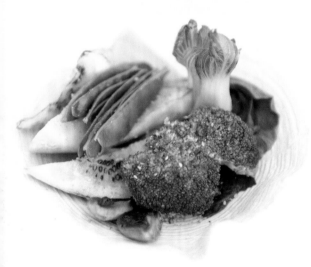

INGREDIENTES PARA 4 PERSONAS

6 hojas de lechuga alargada

1 calabacita

1 flor de brócoli

8 chícharos chinos o ejotes

1 col china

2 champiñones

2 hojas de espinacas grandes

½ limón

½ pechuga de pavo ecológico

½ cucharadita de semillas de ajonjolí negro y semillas de chía

1 cucharadita de mostaza o crema de aguacate picante (véase la receta abajo)

1 cucharadita de aceite de oliva

TIEMPO DE PREPARACIÓN: 20 minutos

Escalda la verdura durante un minuto.

Corta la calabacita en trozos grandes en diagonal y déjala brasear. Luego asa también los champiñones. En una sartén sofríe el pavo a fuego lento con unas gotas de limón. Déjalo dorar y córtalo en tiras.

EMPLATADO

Del pavo:

Pon unas hojas de lechuga sobre el plato y coloca dentro las tiras de pavo añadiéndoles la salsa verde.

De las verduras:

Pon las verduras en un plato aparte y sazónalas con abundante limón y unas gotas de aceite de oliva.

CREMA DE AGUACATE PICANTE

½ aguacate

1 cucharadita de aceite de oliva

½ limón exprimido

1 pizca de sal

½ cucharadita de wasabi

Batir para obtener una crema suave.

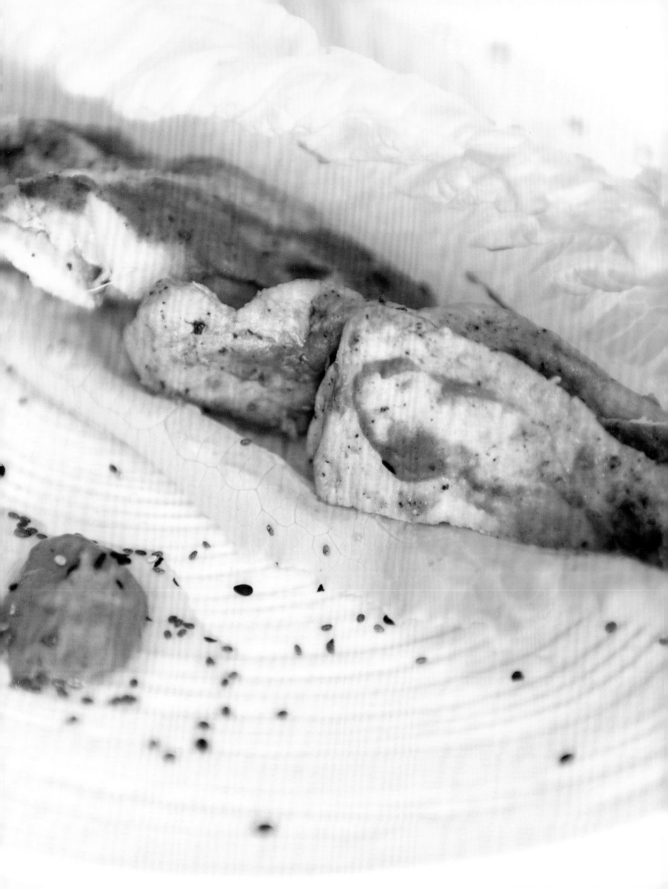

Por alguna razón, este caldo siempre sana. Está hecho con muchas verduras y un hueso de pollo. Es famoso por su carácter reparador. Asegúrate de que el pollo sea de procedencia orgánica.

CALDO DE LA ABUELA

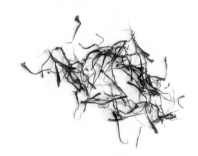

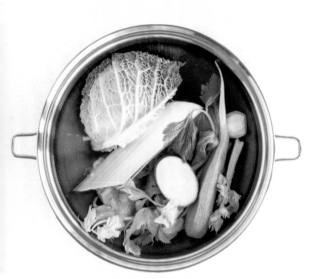

INGREDIENTES PARA 2 PERSONAS

2 litros de agua

¼ de pollo

½ poro

¼ de col

1 zanahoria

1 rama de apio

1 nabo

25 pelos de azafrán

1 ajo

15 almendras crudas remojadas o activadas

5 hojas de menta fresca

TIEMPO DE PREPARACIÓN: 2 horas

Pon la verdura y el pollo a hervir a fuego lento por dos horas.

Muele en una batidora las almendras sin piel, los pelos de azafrán, el ajo, un poco de caldo y una pizca de sal para que se haga una salsa. Añade unas cuatro tazas a la mezcla que acabas de batir y mézclala batiendo de nuevo hasta conseguir un caldo amarillo dorado.

EMPLATADO

Sirve el caldo en una taza grande y decóralo con unos pelos de azafrán. Adereza el plato llano donde reposa la taza con unas rebanadas diagonales de la verdura cocida y unos toques de menta fresca cortada en tiritas.

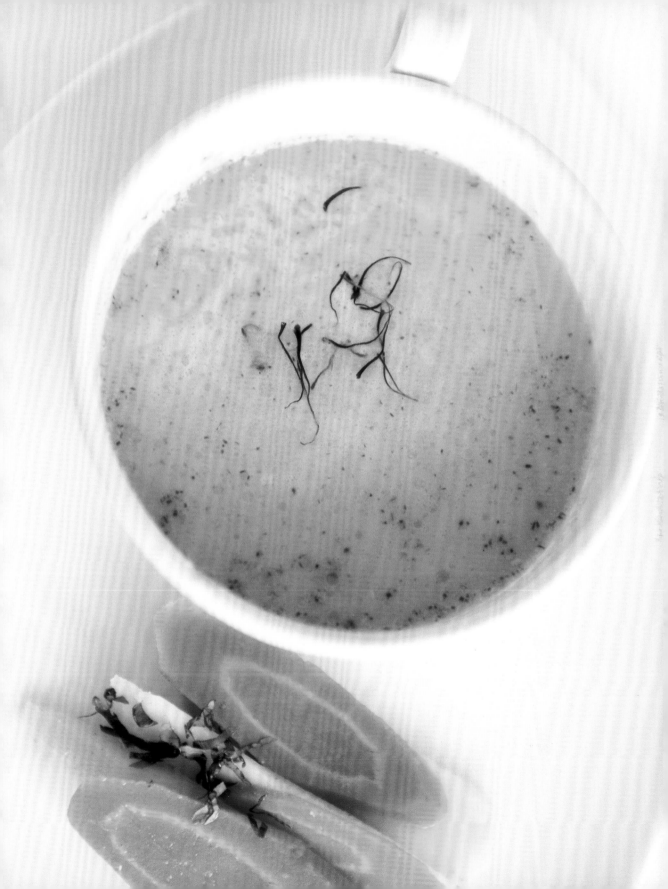

Cuando descubras que lo más importante es
amarte, amar a tu entorno y a la Madre Tierra,
tendrás claridad acerca de cómo cuidarte
y alimentarte con sabiduría e inteligencia.

Tu vida tomara entonces un nuevo rumbo de salud
y vitalidad que formará parte de ti para siempre.

REFERENCIAS

Campbell, T. Colin y Thomas M. Campbell II, *El estudio de China. El estudio más completo jamás realizado sobre nutrición*, Editorial Sirio, Málaga, 2012.

Chamás, Boris, *El poder del alimento,* Grijalbo, México, 2015.

Cherniske, Stephen, *Caffeine Blues: Wake Up to the Hidden Dangers of America's #1 Drug*, Warner Books, Nueva York, 1998.

Fuhrman, Joel, *Comer para vivir,* Gaia Ediciones, México, 2013.

Harvard Medical School, Harvard Nurses' Health Study, disponible en: <http://www.nurseshealthstudy.org/>.

BIBLIOGRAFÍA RECOMENDADA

Batmanghelidj, F., *Your Body´s Many Cries For Water*, Global Health Solutions, s/l, 1998.

Buettner, Dan, *El secreto de las zonas azules. Comer y vivir como la gente más saludable del mundo*, Grijalbo, México, 2016.

Butenko, Victoria, *La revolucion verde*, Gaia Ediciones, México, 2012

Castellotti, Clara, *Algas: su uso terapéutico y nutricional*, Dilema Editorial, Madrid, 2008.

Cousens, Gabriel, *Alimentación consciente*, Antroposófica, Buenos Aires, 2011.

_____, *Nutrición espiritual,* Antroposófica, Buenos Aires, 2011.

_____, *Hay una cura para la diabetes,* Editorial Sirio, Málaga, 2014.

Ellix Katz, Sandor, *El arte de la fermentación,* Gaia Ediciones, México, 2016.

Gouget, Corinne, *Los aditivos alimentarios,* Ediciones Obelisco, Barcelona, 2008.

Howell, Edward, *Food Enzimes for Health & Longevity*, Lotus Press, Twin Lakes, 1994.

Junger, Alejandro, *Clean*, Grijalbo, México, 2012.

Pitchford, Paul. *Sanando con alimentos integrales*, Gaia Ediciones, México, 2009.

Pollan, Michael, *In Defense of Food: An Eater's Manifesto*, Penguin Books, Londres, 2009.

Román, David, *Leche que no has de beber,* Mandala Ediciones, Madrid, 2003.

Young, Shelley Redford y Robert O. Young, *The pH Miracle*, Grand Central Life & Style, Nueva York, 2010.

SITIOS DE INTERNET RECOMENDADOS

www.elpoderdelalimento.com

www.cocinavital.me

www.aliwaluvitalchef.com

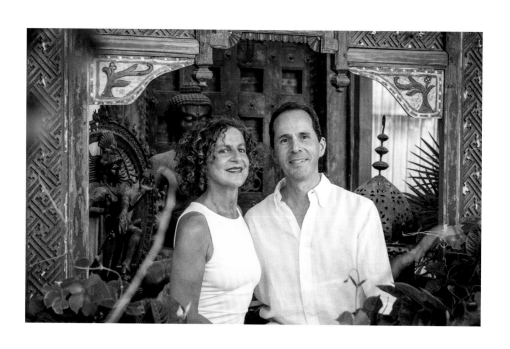

SOBRE LOS AUTORES

BORIS CHAMÁS es ingeniero industrial especializado en finanzas. Inició su vida laboral desde muy joven ocupando altos cargos en grandes empresas multinacionales de la alimentación y del sector farmacéutico y editorial. Después de sufrir problemas respiratorios incurables por la medicina tradicional, y cansado de visitar médicos alópatas, decidió acudir a la medicina alternativa y encontró que con sólo un cambio de dieta podría recuperar su salud y suprimir los medicamentos. Por ello, decidió profundizar su conocimiento sobre el poder de la nutrición, estudió en el mejor centro docente de nutrición holística del mundo y se diplomó como *health coach* en el Institute for Integrative Nutrition de Nueva York. Desde entonces se ha especializado a través de numerosos cursos y entrenamientos sobre nutrición y salud. Su primer libro se titula *El poder del alimento* (Grijalbo, 2015).

www.elpoderdelalimento.com
f: @elpoderdelalimento
🐦: @BorisChamas
📷: @boris.chamas

ALIWALÚ CAPARRÓS es artista y alquimista contemporánea de la nutrición alcalina y simbiótica. Chef y educadora en el arte de cocinar delicioso con consciencia, sin químicos ni manipulación desconsiderada de los ingredientes, para maximizar la nutrición y el efecto sanador de los alimentos. Graduada como *health coach* en el Institute for Integrative Nutrition de Nueva York, se certificó también en nutrición y alimentación cruda por David Wolfe en el BodyMind Institute y en cocina viva con Gabriel Cousens. Tiene una maestría en programación neurolingüística. Es creadora de la exitosa plataforma de retiros Detox Reset by Aliwalú, cocreadora de Zenses: El arte de vivir conscientemente, y fundadora del AbcDetox Festival. Es diseñadora de programas de nutrición vital y conceptos de bienestar para plataformas empresariales.

www.aliwaluvitalchef.com
f: @aliwalu
🐦: @aliwalu_tw
📷: @aliwalu

El Poder del Alimento de Boris Chamás y Aliwalú Caparrós
se terminó de imprimir en marzo de 2017
en los talleres de
Offset Santiago S.A. de C.V.
Parque Industrial Exportec, Toluca,
Estado de México